# こんな症状が危ない
# 「母指CM関節症」を疑え！

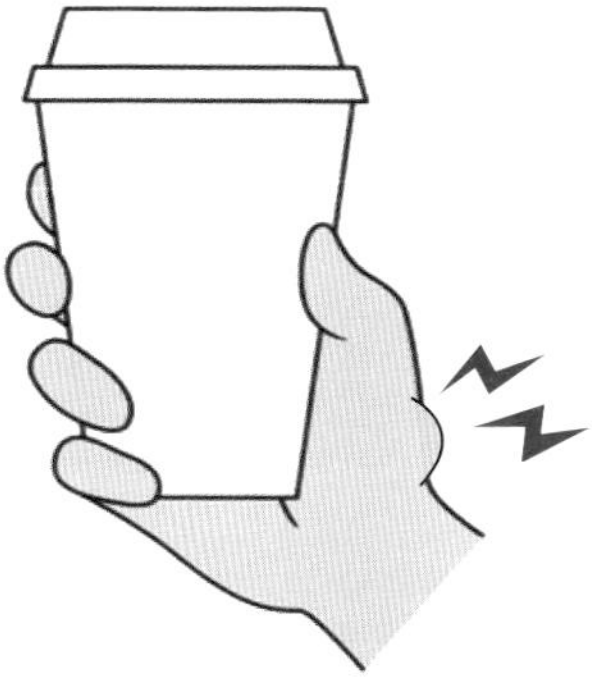

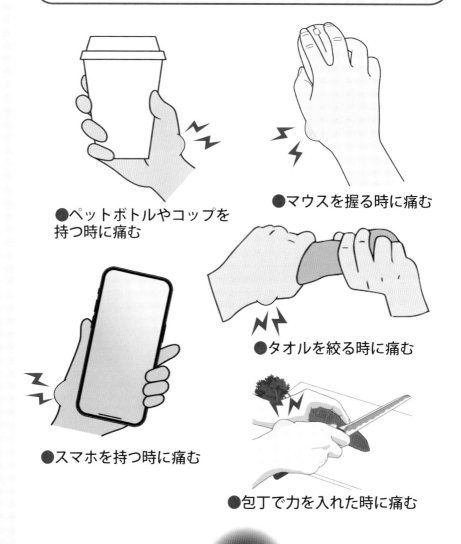

●ペットボトルやコップを
持つ時に痛む

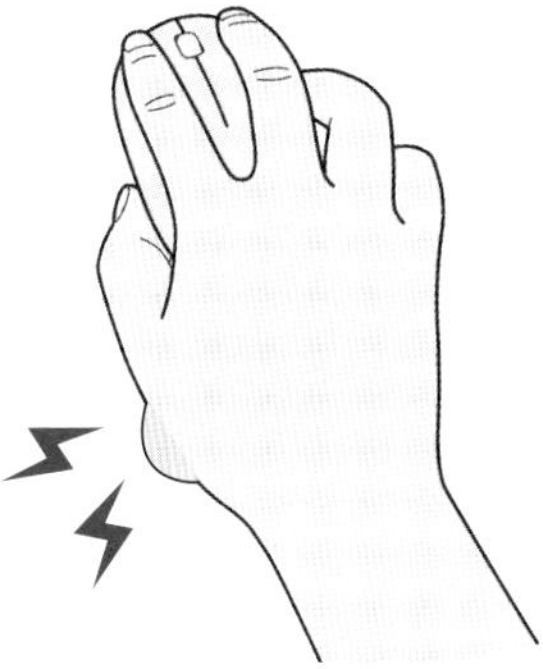

●マウスを握る時に痛む

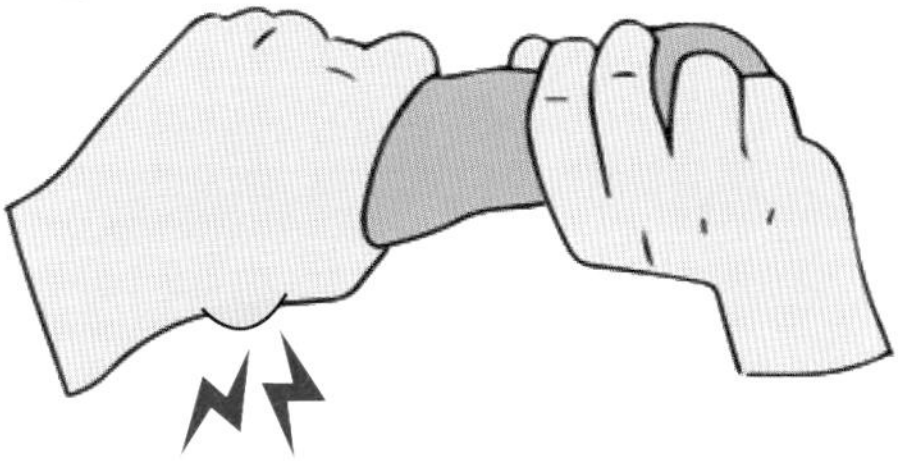

●タオルを絞る時に痛む

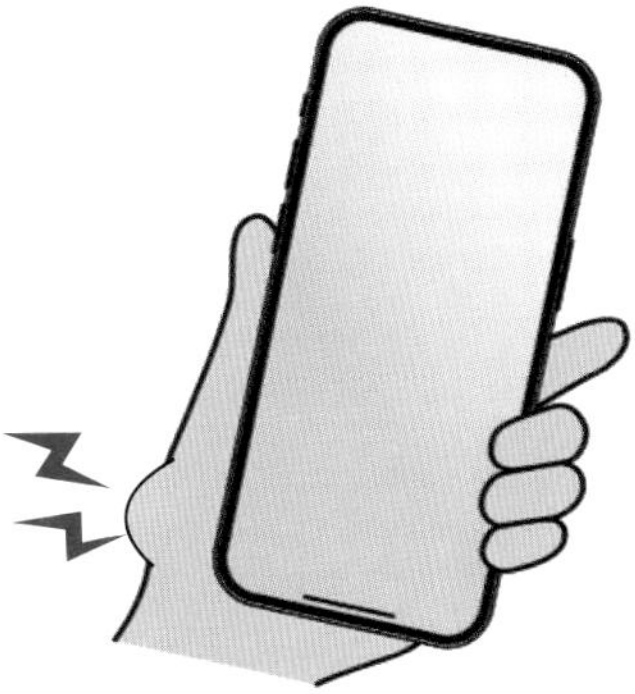

●スマホを持つ時に痛む

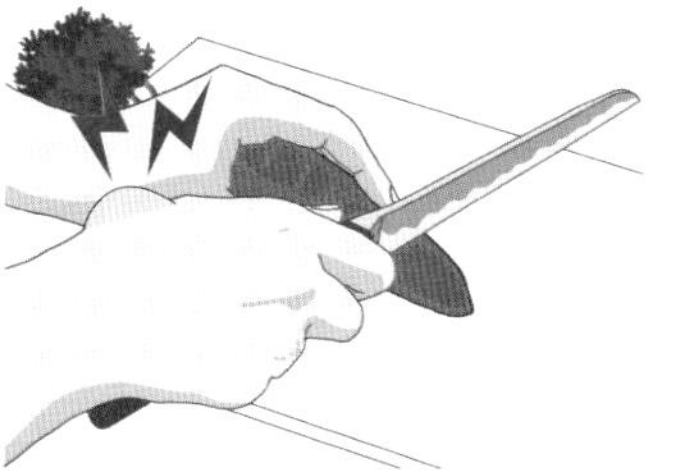

●包丁で力を入れた時に痛む

この他、手作業をする人や日常のドアノブ・鍵の開け閉めなどで痛みが起こり、やる気がなくなるため生活の質（ＱＯＬ）がどんどん低下していく。

真実はこれなんだ！

# 40歳からの「母指CM関節症」はヘバーデン結節が親指の付け根に発症したのが原因だった！

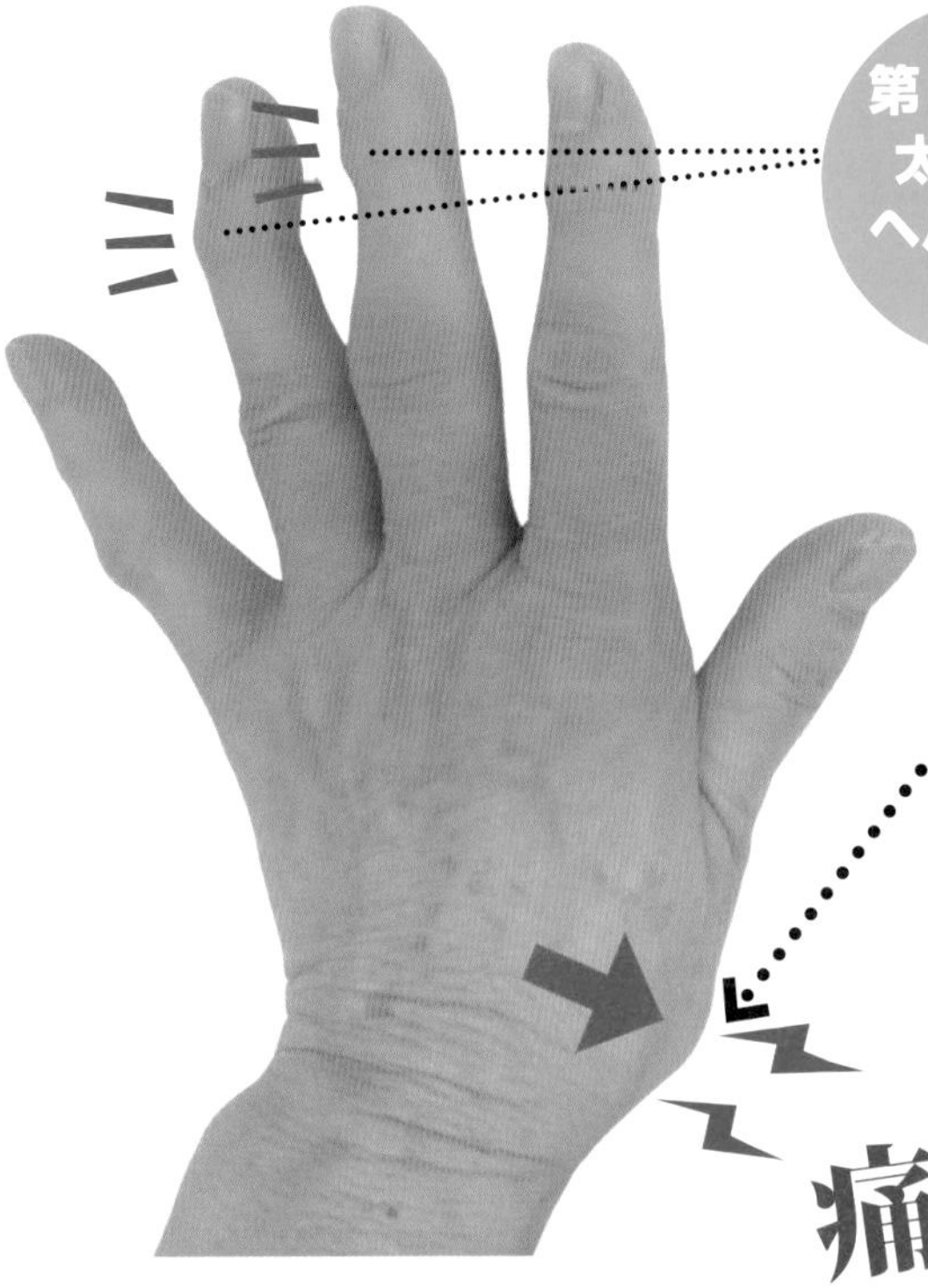


## ヘバーデン結節が原因となる「母指CM関節症」の真実

ヘバーデン結節が原因となる「母指CM関節症」（仮称：CM関節ヘバーデン）がある人は、すでに足やひざ、股関節、腰、背部、首などのいづれかに変形性関節症が起こっている！この真実を知ることが必要！

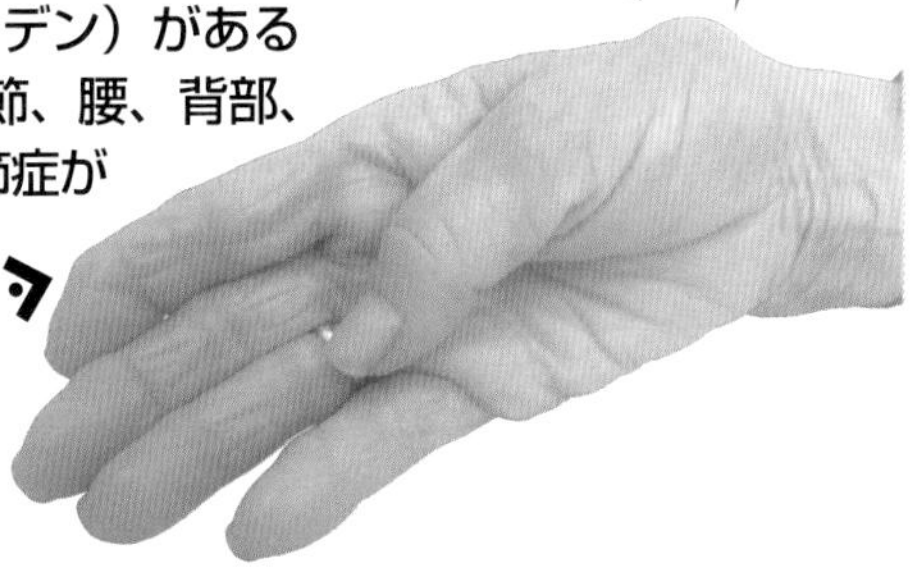

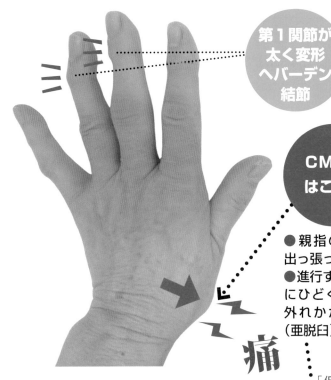

真実は
これ
なんだ！

# 急性期は痛む！

## だましだまし使っていると次第に進行・悪化
## ヘバーデン結節が原因となる「母指ＣＭ関節症」

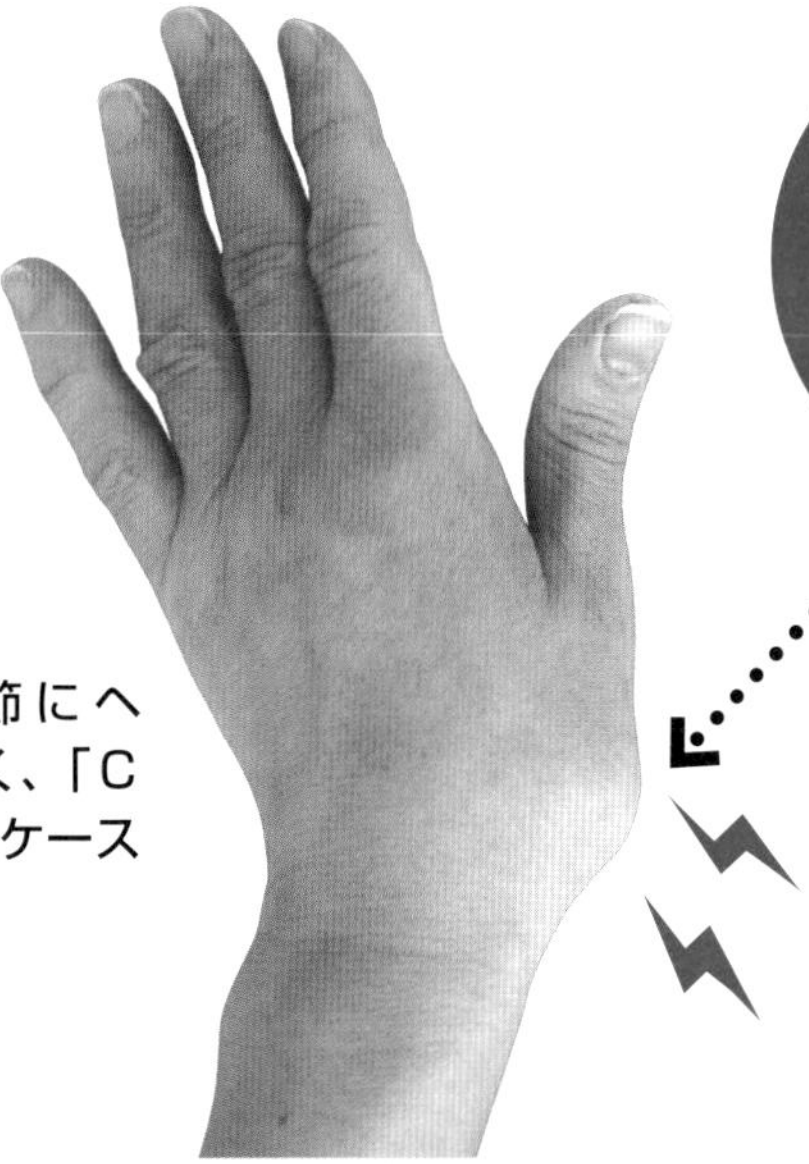

ここを押すと
痛いので、
自分ですぐに
わかる！

●手指の第１関節にヘバーデン結節がなく、「ＣＭ関節」から始まるケースもある

## 長年、慢性的に進行する場合は、
## 「痛みはない」が気づかないうちに年々悪化。
## それがヘバーデン結節による「母指ＣＭ関節症」！

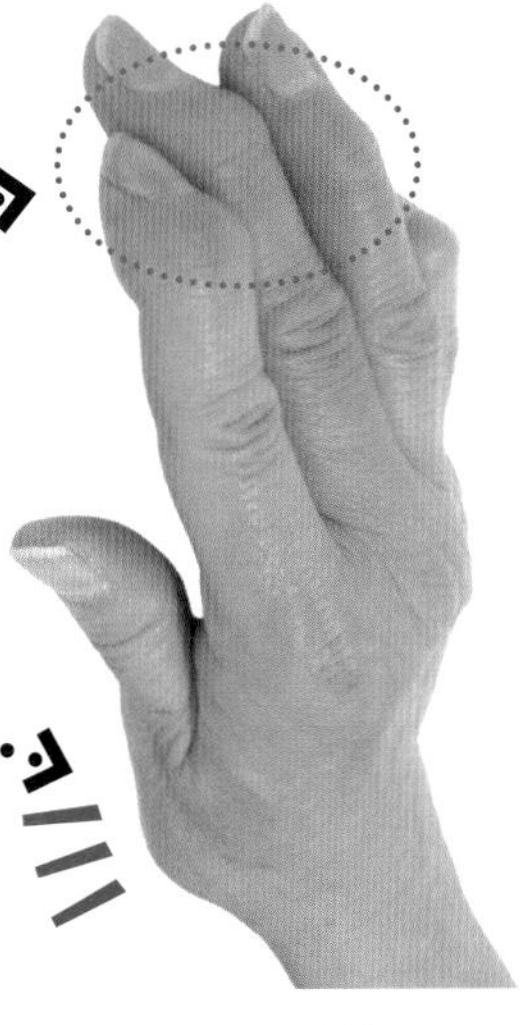

ヘバーデン
結節

ＣＭ関節の
出っ張り
（亜脱臼）

● ヘバーデン結節がある人の 70% 以上に、「母指ＣＭ関節症」が見られる！
● その他、足に発症したひどい外反母趾「足ヘバーデン」や「ひざヘバーデン」などの変形性関節症を伴っているか確認する

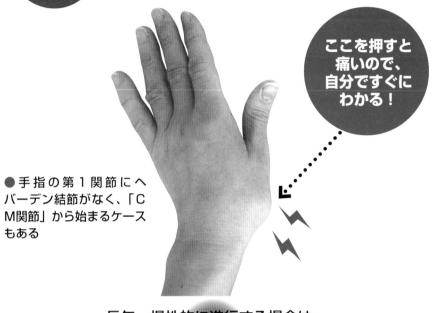

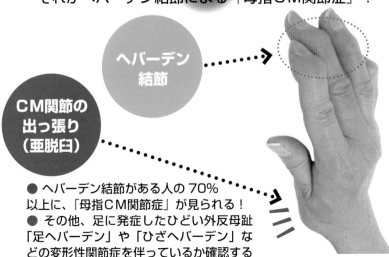

## 自分で簡単にできる「CM関節テーピング法」①

（➡ P39 参照）

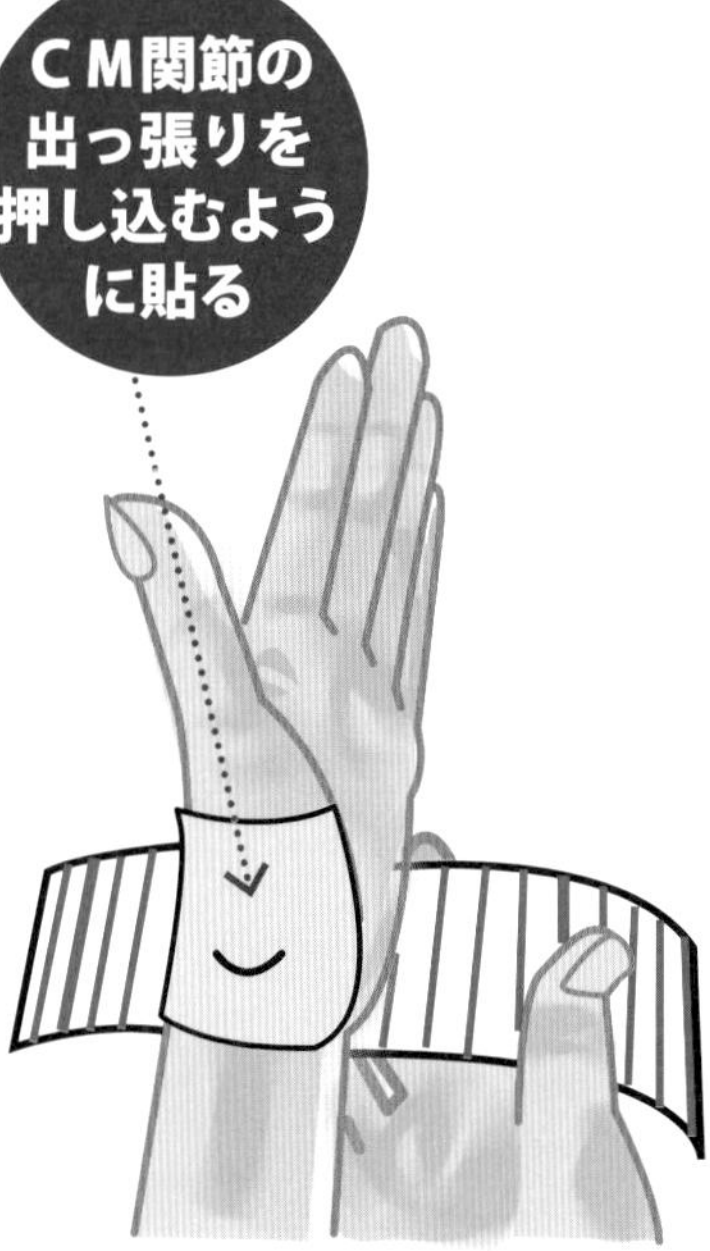


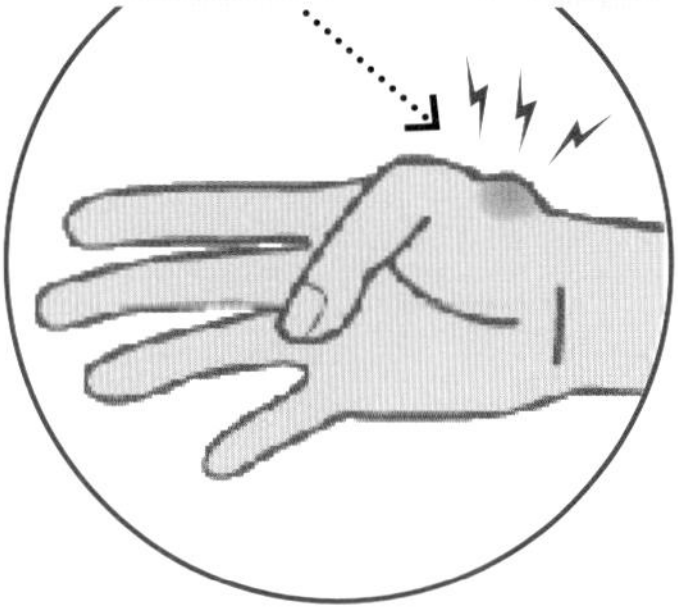
ここをそっと押さえたい！


**●用意するもの**
５センチ幅×長さ７センチの伸縮テーピング用テープを１枚。５センチ幅×長さ２３センチの伸縮テーピング用テープを１枚。

## もっと簡単にできる「CM関節専用テープ」②

（➡ P39 参照）

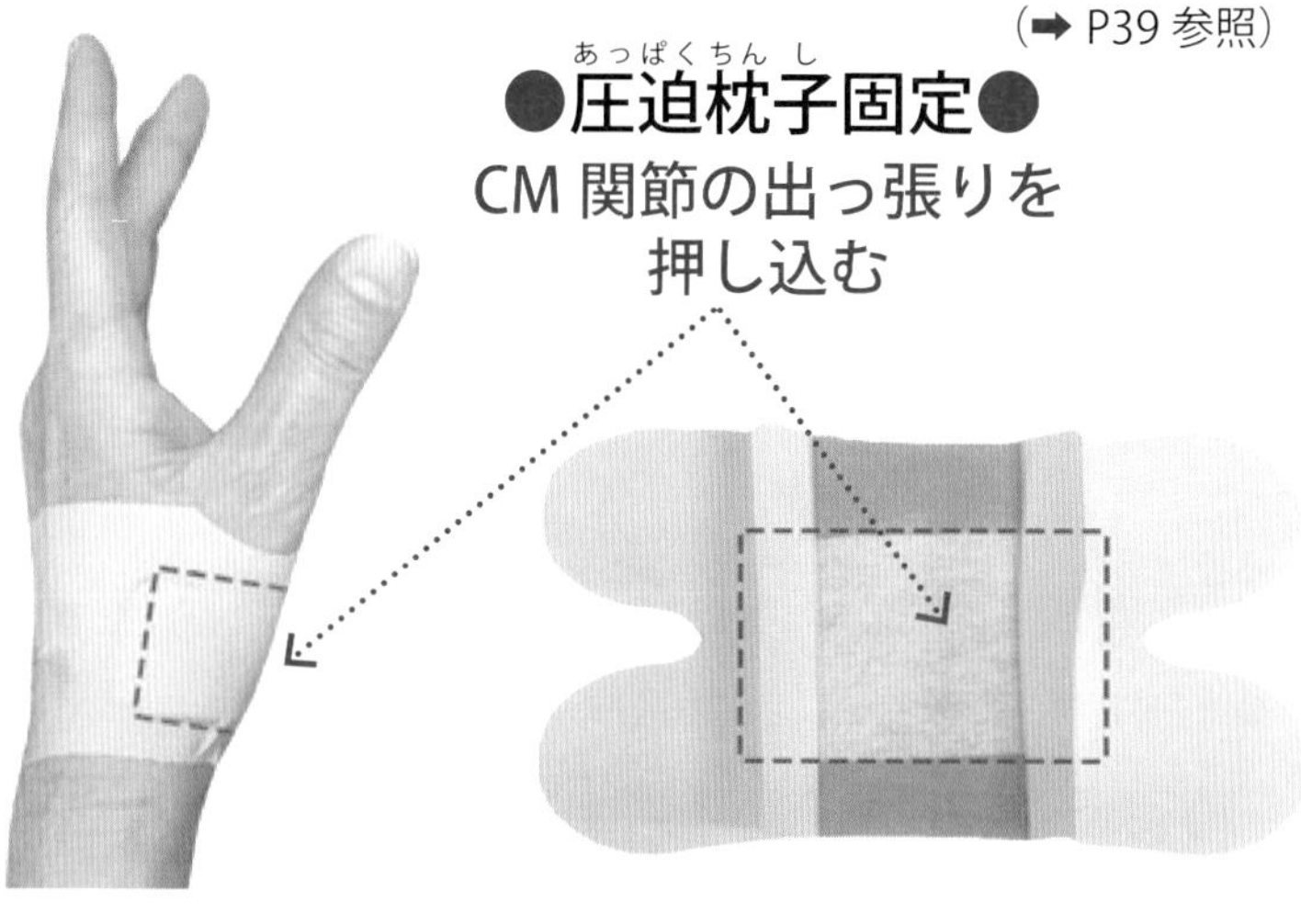

## 簡単！自分でできる「CM関節専用サポーター」③

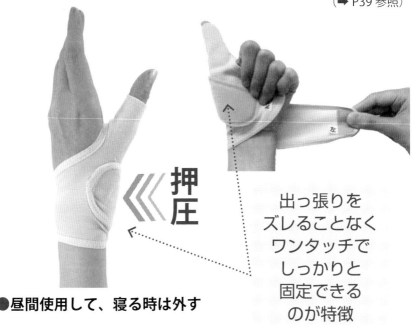

（➡ P39 参照）

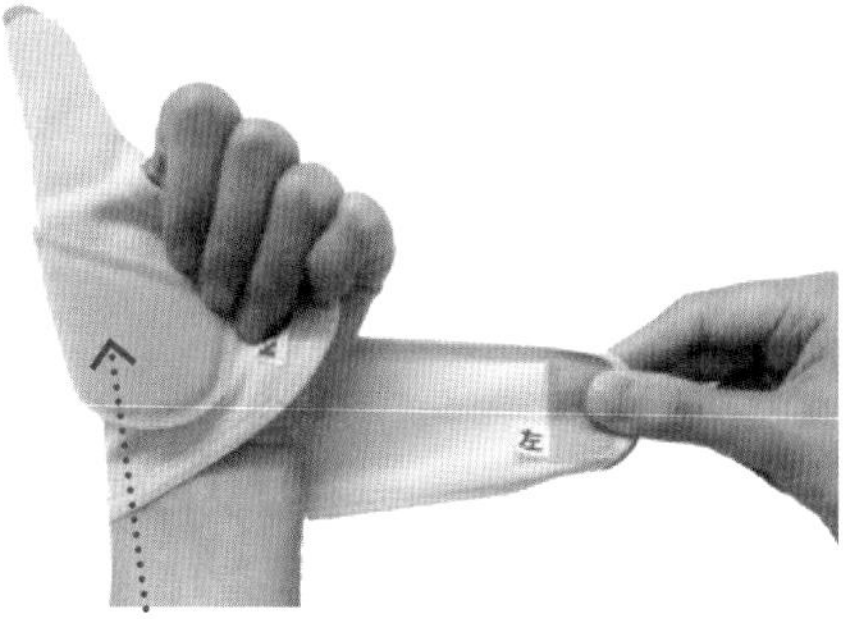


出っ張りを
ズレることなく
ワンタッチで
しっかりと
固定できる
のが特徴

●昼間使用して、寝る時は外す

## こんな使い方も！「CM関節専用テープとサポーターの併用法」④

（➡ P39 参照）

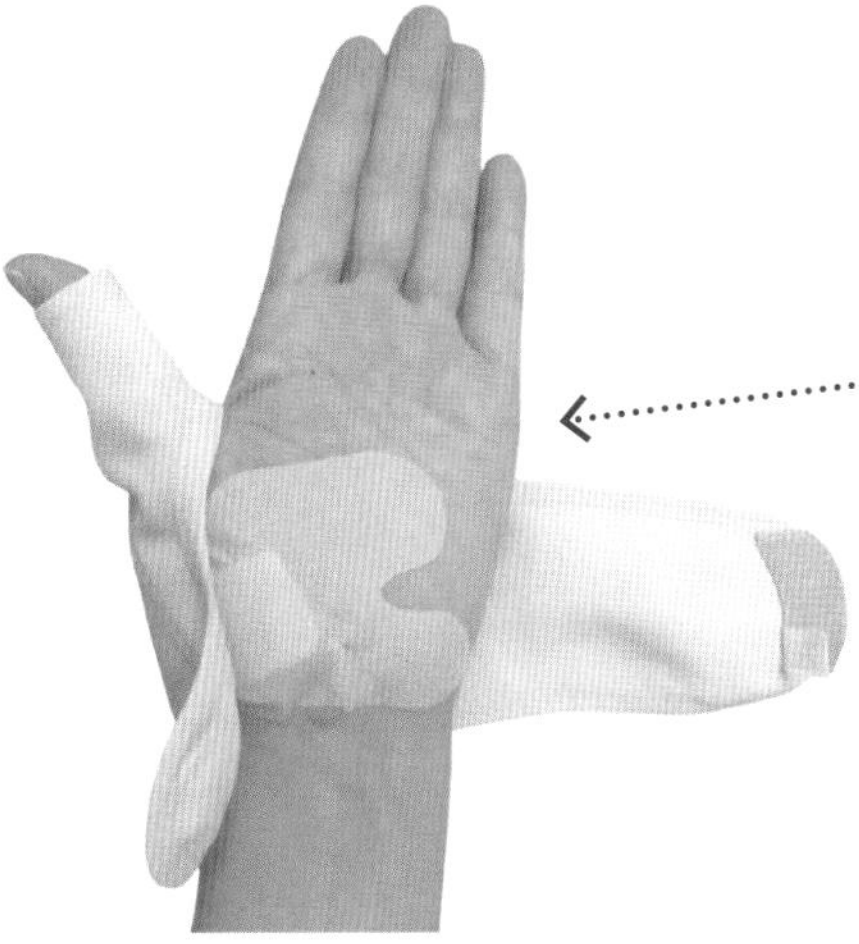

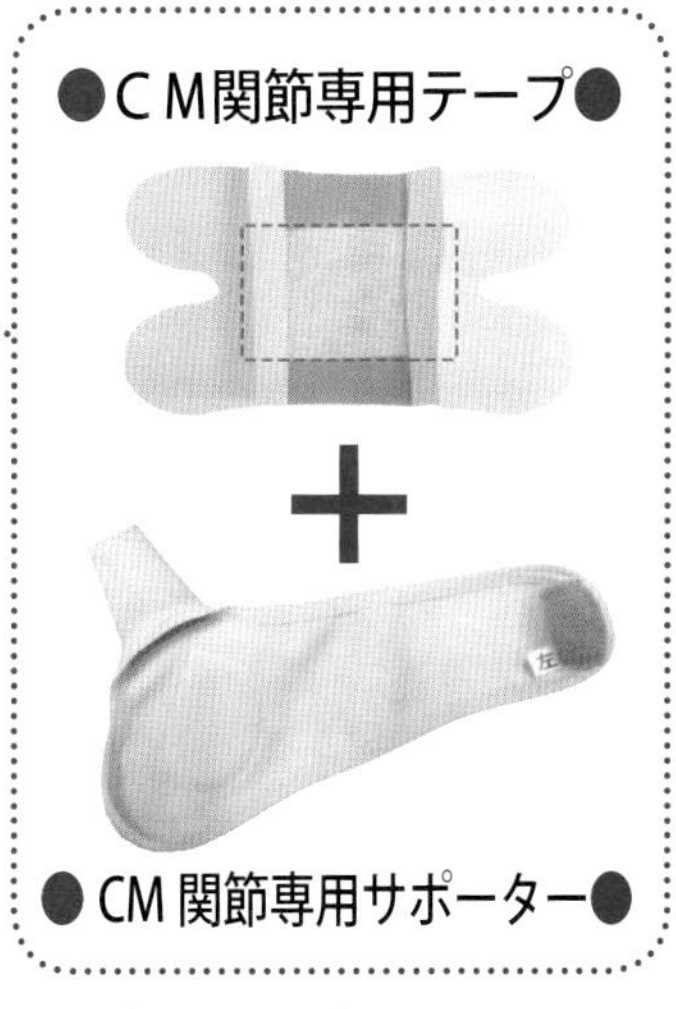


●未病のうちに自分で改善

40歳以降で「母指CM関節症」がある人に
手のヘバーデン結節やひどい外反母趾
「仮称：足ヘバーデン」が集中してみられる！

**重要！** ヘバーデン結節の全身性（転移）を①、②、③でチェック！

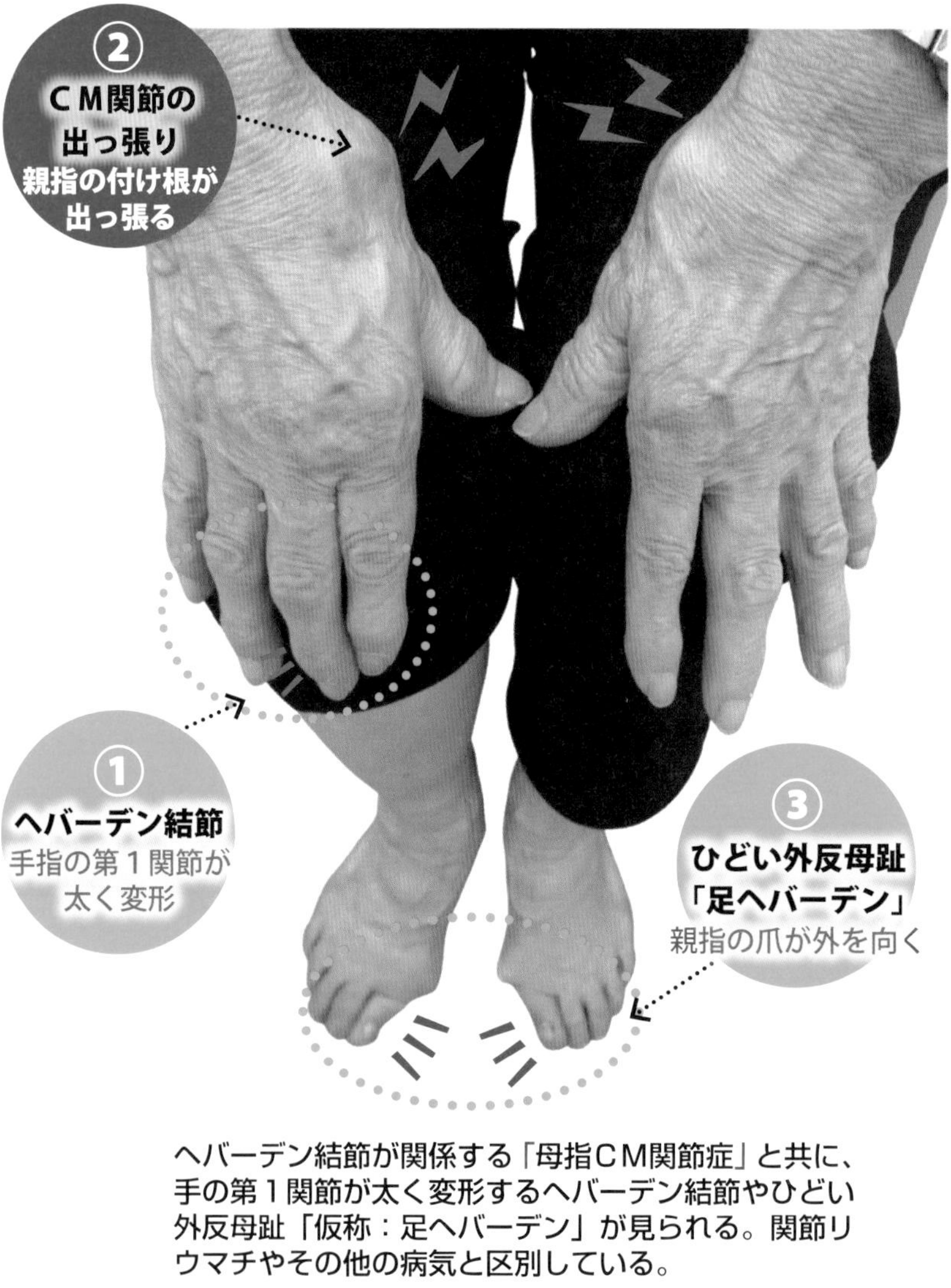


ヘバーデン結節が関係する「母指CM関節症」と共に、手の第1関節が太く変形するヘバーデン結節やひどい外反母趾「仮称：足ヘバーデン」が見られる。関節リウマチやその他の病気と区別している。

## ヘバーデン結節の全身性（転移）を見分ける３つのチェック法

**①**

**ヘバーデン結節**

手指の第１関節が太く変形して痛む

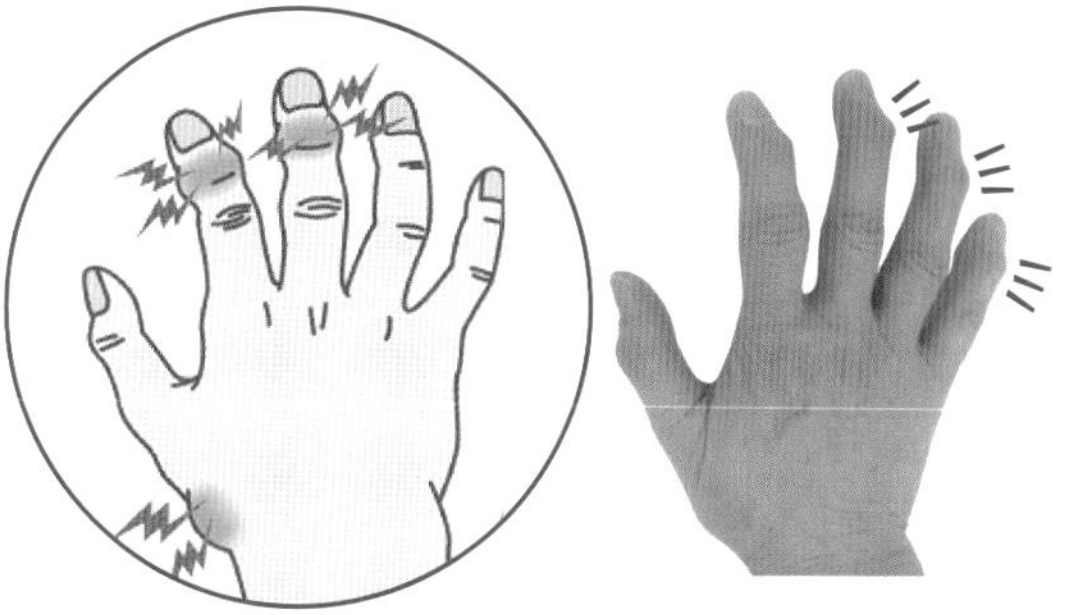

**②**

**CM関節ヘバーデン**

手の親指の付け根が出っ張って痛む

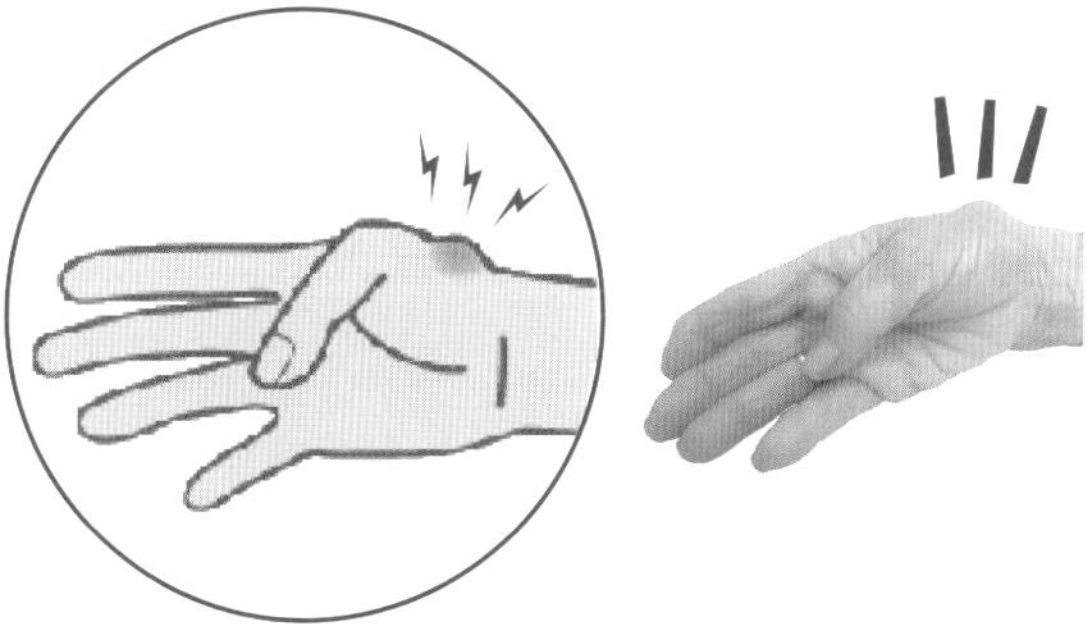

**③**

**足ヘバーデン**

親指の爪が外を向き、ねじれている

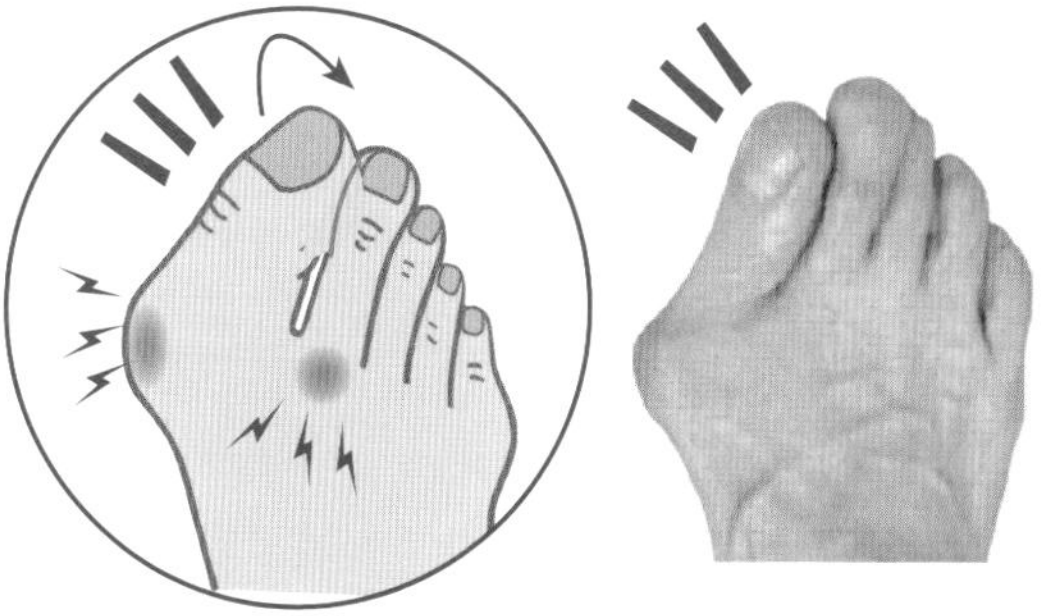

●患部を部分的にみるのではなく、全身をトータル的にみて判断する時代

●真実を知ると、未病のうちに自分で改善することが可能

「90%の固定」による効果とは？

◆「90%の固定」により①痛みと炎症を止める、②それ以上の変形と損傷を防ぐ、③変形したり損傷した骨を修復させるという３つの効果が発揮される。

**警告**

**他人事ではなく、あなたのことです！**
**ヘバーデン結節とこれらの症状を関連づけられないことが“世界の問題点”。**
**この関連から、未来の健康寿命を予測できる！**

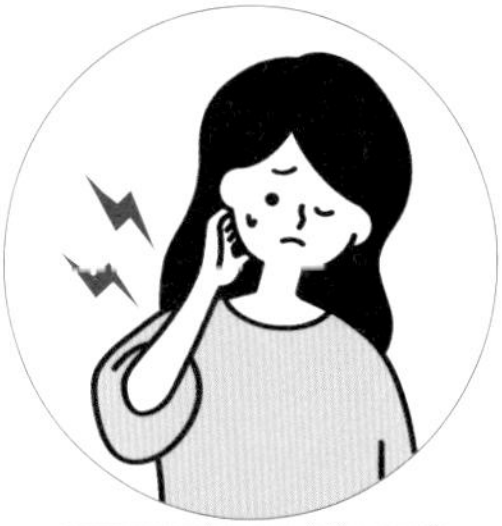

**首ヘバーデン**
頚椎症で首こり、肩こり、自律神経失調状態

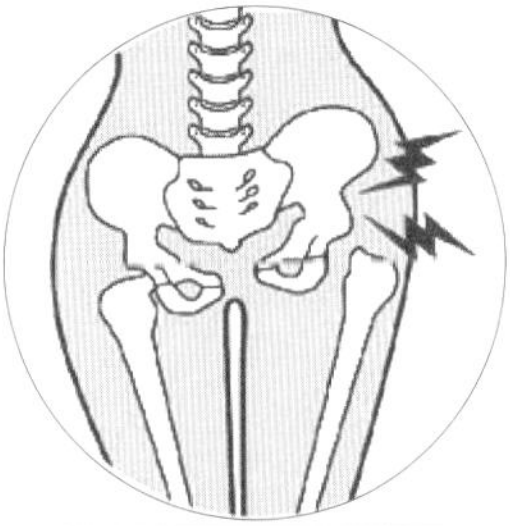

**股関節ヘバーデン**
股関節が痛い、人工骨頭置換術の可能性も

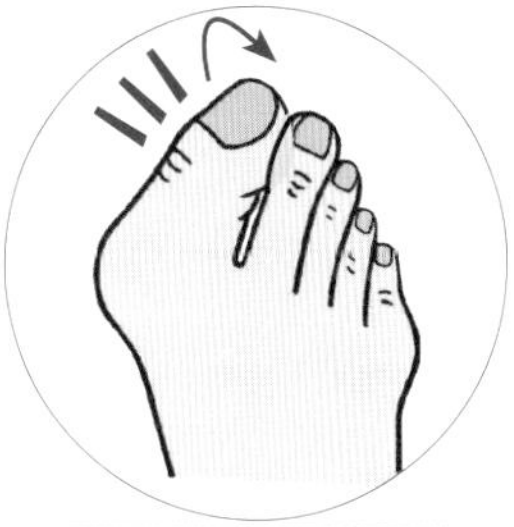

**足ヘバーデン**
ひどい外反母趾、親指の爪が外を向く

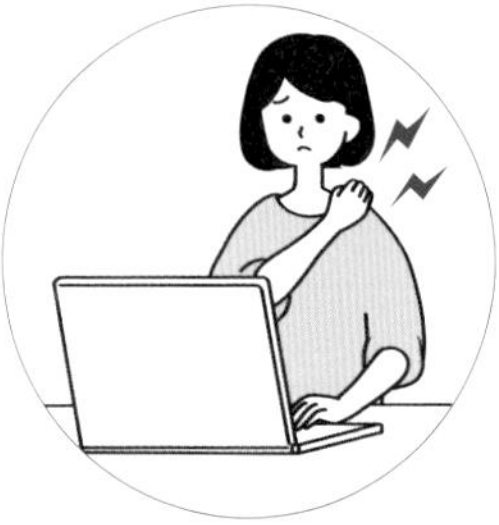

**肩関節ヘバーデン**
激痛や夜間の痛みで不眠に。五十肩と区別

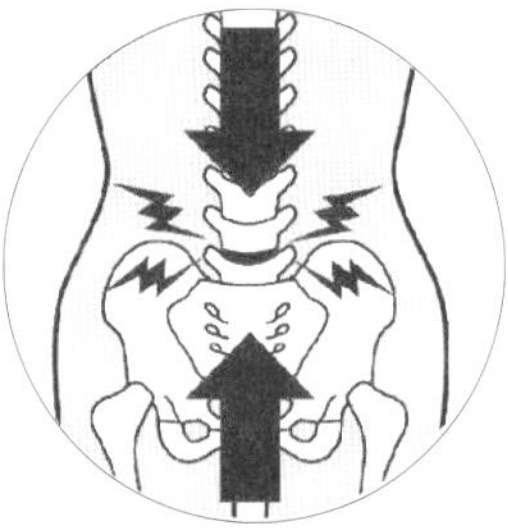

**腰ヘバーデン**
慢性腰痛や分離症、すべり症、狭窄症を併発

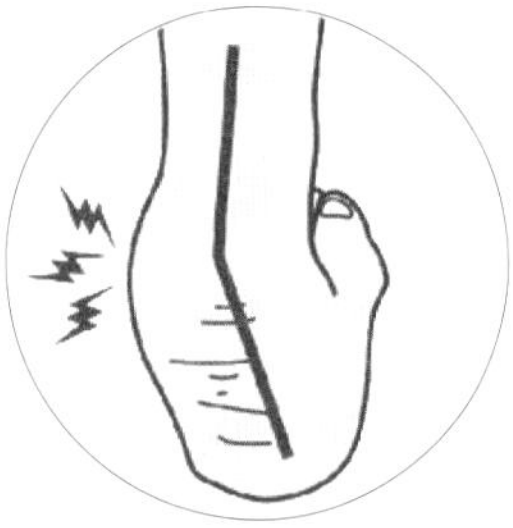

**足関節ヘバーデン**
足首の腫れや痛みと共に変形が進行・悪化

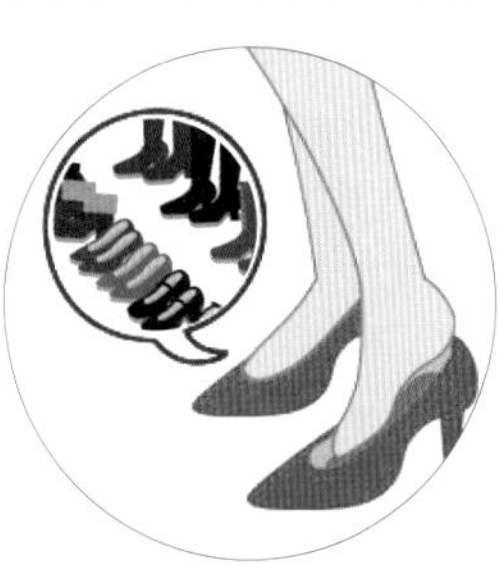

**ヘバーデン足**
どんな靴を履いても合わず、自分の足に問題

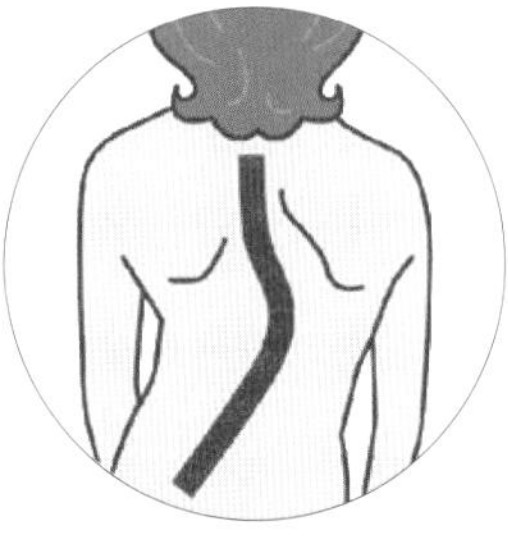

**背部ヘバーデン**
背骨が曲がる、ひどい猫背、身長が縮む

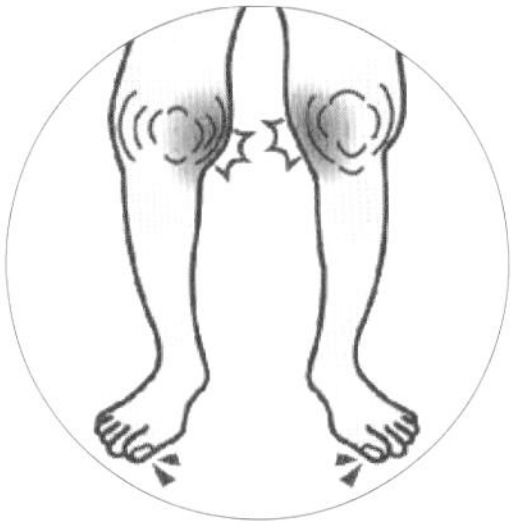

**ひざヘバーデン**
ひざのひどい変形、水が溜まる、正座が困難

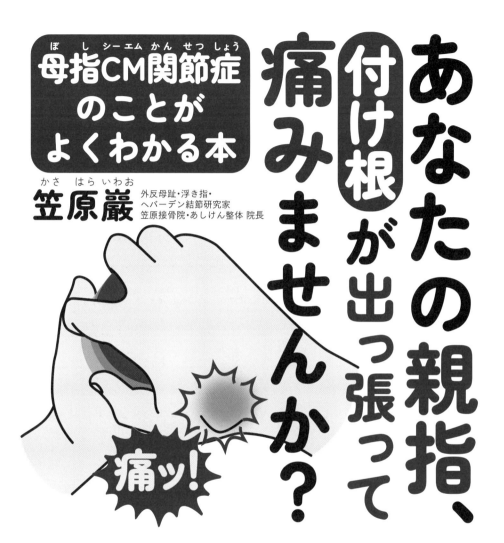

# あなたの親指、付け根が出っ張って痛みませんか？

## 母《ぼ》指《し》CM《シーエム》関《かん》節《せつ》症《しょう》のことがよくわかる本

笠《かさ》原《はら》巖《いわお》
外反母趾・浮き指・ヘバーデン結節研究家
笠原接骨院・あしけん整体 院長

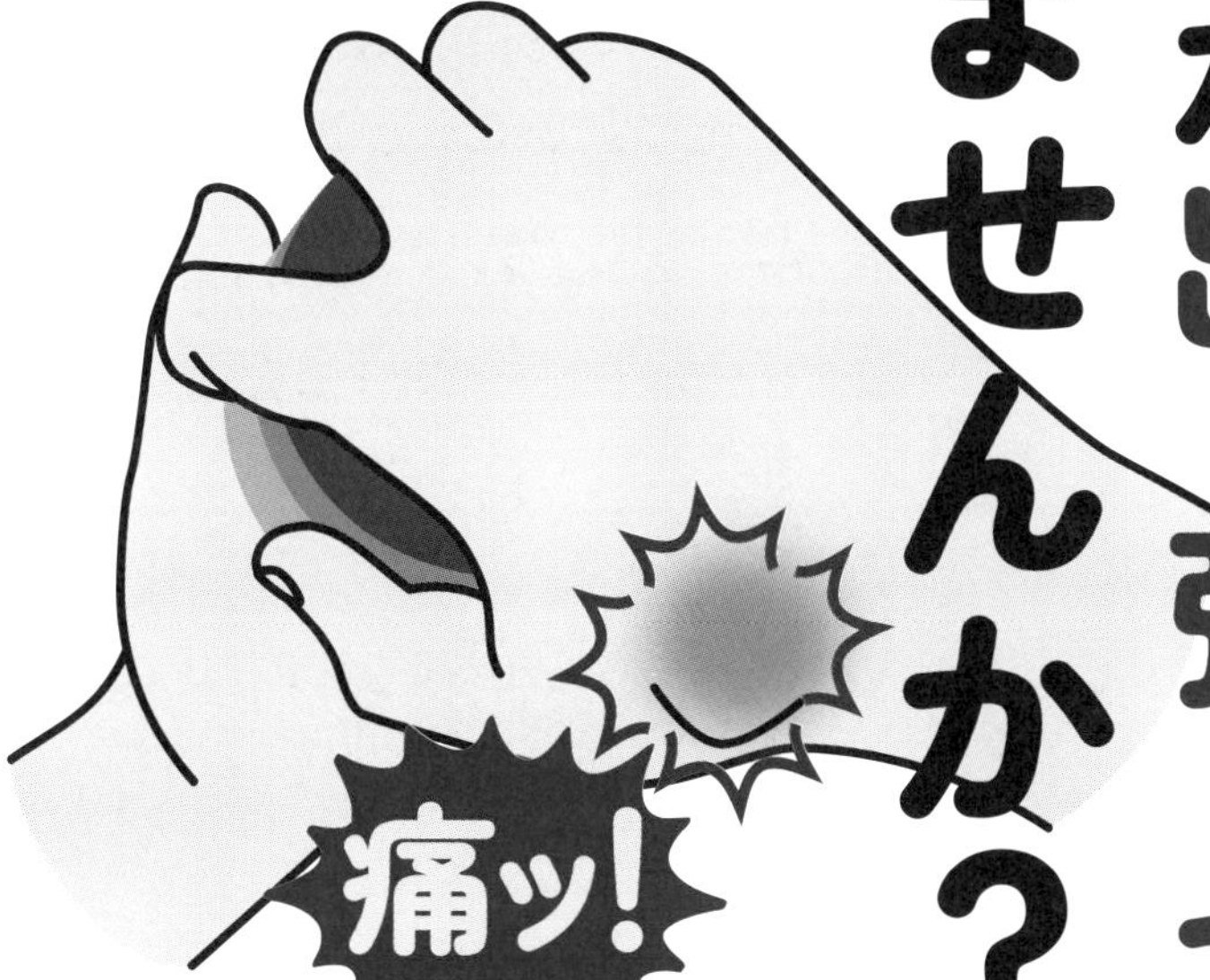


自由国民社

# はじめに……「母指ＣＭ関節症」の有無からあなたの未来の健康状態が見える

私の治療院には

「親指の付け根が出っ張って痛む」

「ペットボトルのふたを開ける時に痛む」

「ちょっと力を入れただけで痛むので、家事にやる気が起こらずイライラし、手を抜いてしまう」

「（痛みが）なかなかよくならず、親指の力も弱くなってきた」

このような患者さんがとても多く訪れます。私は柔整師として、このような症状で来院してきたり、また整形外科から「母指ＣＭ関節症」と診断されて転療してくる患者さんにも多く接してきましたが、実はこんな症状の人たちは「（手の）使いすぎ」や「（軟骨の）すり減り」「老化」などの単純な原因ではないのです。思い当たる原因がないにもかかわらず親指の付け根が出っ張って痛む人と、歳を重ねたりいくら手を酷使してもまったく痛みが起こらない人もいます。同じ条件下で生活してきたにもかかわらず、なぜ痛む人と、何にも異常のない人に分かれるのでしょうか？

この「差」や「真実」を正しく知ることこそ改善・寛解への近道になると考えているのです。

私は「常識」という先入観や既存の概念にしばられることなく、さまざまなしがらみに屈せず、さらに「差」を追究してきました。

## ①「母指ＣＭ関節症」になる人とならない人との「差」

②**足やひざ、股関節、腰部、背部、頸部などに「変形性関節症」が起こる人と起こらない人との「差」**

③**同じ治療（施術）をしてよくなる人とよくならず逆に年々悪化する人との「差」**

この「差」を長年追究する中で手の第一関節が太く変形する、ヘバーデン結節（変形性関節症）の全身性（全身に起こる）、そのひとつとして「母指CM関節症」が起こっていることに気づきました。

この全身性をわかりやすく説明するため文中であえて「転移」または「転移仮説」と表現しています（以降「転移」と表現）。

**また、ヘバーデン結節が隠れた原因となる「母指CM関節症」と、関節リウマチや他の病気が原因となる場合とを区別するため、ヘバーデン結節が原因となる場合をあえて「仮称：CM関節ヘバーデン」と呼ぶことにしているのです（以降「CM関節ヘバーデン」と呼ぶ）。**

「CM関節ヘバーデン」は単に手だけの問題でなく、そこから他の関節にも「転移」していきます。よく見てください！　すでに複数の関節に慢性痛や変形があるはずで、整形外科で変形や軟骨のすり減りと診断されている人も多くいます。

ヘバーデン結節による「CM関節ヘバーデン」も、関節リウマチによる「母指CM関節症」もれっきとした「変形性関節症」なのです。そもそも、変形性関節症が手だけのものという先入観や常識に誤りがあるのです。足にはひどい外反母趾（「仮称：足ヘバーデン」と呼ぶ）やひざ関節の著しい変形（「仮称：ひざヘバーデン」と呼ぶ）がみられ、**私は世界で初めて一般的な外反母趾や変形性ひ**

**ざ関節症と、ヘバーデン結節が原因となるものとを区別しています。**

ヘバーデン結節は指先より先にＣＭ関節から始まる場合や足、ひざ、股関節、腰、背部、首、肩関節から始まる場合もあるのです。これをやむなく「転移」と呼び警告することで、患者さんたちの理解を深め、不利益をなくすことができると考えています。

さらに「ＣＭ関節ヘバーデン」の有無から未来、特に高齢期におけるあなたの健康状態がわかります。それは健康寿命が長いか、それとも短かくなり早くから周りの人に心配や世話をかけてしまうのか、つまり幸せな老後なのかどうかを知ることができるのです。

**◎最後まで自分の足で歩いてトイレに行ける人と、行けない人との「差」**
**◎最後まで身のまわりの事を自分でできる人と、逆に介護される人との「差」**
**◎最後まで関節が変形しない人と、早くから複数の関節が変形する「変形体質」の人との「差」**

この「差」が「一般的な母指ＣＭ関節症」や「ＣＭ関節ヘバーデン」の有無によって判断できるのです。**まさに、自分の未来の健康寿命が予測できるといってもよいでしょう。**

「真実」つまり「本当の原因を知る」ということはとても重要なのです。

そして一般的な表現ではなく、あえてオリジナルの呼び方をすることで、「差」や「真実」をより強く伝えることができ、それが結果的に未病のうちに改善・寛解するための近道になるのです。

# CONTENTS

## 第3章◆「ヘバーデン結節」が関係する40歳からの「手」の痛みと変形



## 第4章◆「ヘバーデン結節」が関係する40歳からの「足」の痛みと変形

## 第5章◇「ヘバーデン結節」が関係する40歳からの全身の痛みと変形



## 第6章◇「重力とのバランス」を整え「90％の固定」が治療の大原則

# 第1章

# 「母指CM関節症」はなぜ治らないのか？

# 「母指CM関節症」はへバーデン結節が隠れた原因

私の治療院では、「親指の付け根が出っ張って痛い」、「いつまでも（そんな症状が）よくならない」、「しばらくたってから、整形外科に行ったら母指CM関節症と診断された」、「初めて聞く珍しい症名はテレビのCMみたいなので、すぐに覚えられた」という患者さんの声は意外に多いのです。

問題なのは、隠れている本当の原因を知らないということです。

私の治療経験からすると、「母指CM関節症」と診断されているなら、まず手の第一関節が太く変形するへバーデン結節やひどい外反母趾「仮称：足へバーデン」があるはずです。60歳以上の女性では、常に70％以上の割合でへバーデン結節が隠れた原因となる「母指CM関節症」（私はこれを「仮称：CM関節へバーデン」と呼ぶ）と一致します。

「母指CM関節症」のほとんどが関節リウマチか、あるいはへバーデン結節が原因となる変形性関節症です。多くの患者さんは諦《あきら》めて、悪化させてしまうケースも多いのですが、「90％の固定」（➡P32参照）により劇的に改善します。

いずれにしても症状を進行・悪化させ、他の関節へ転移してしまう前の「未病」のうちに、自分で改善することが大切なのです。

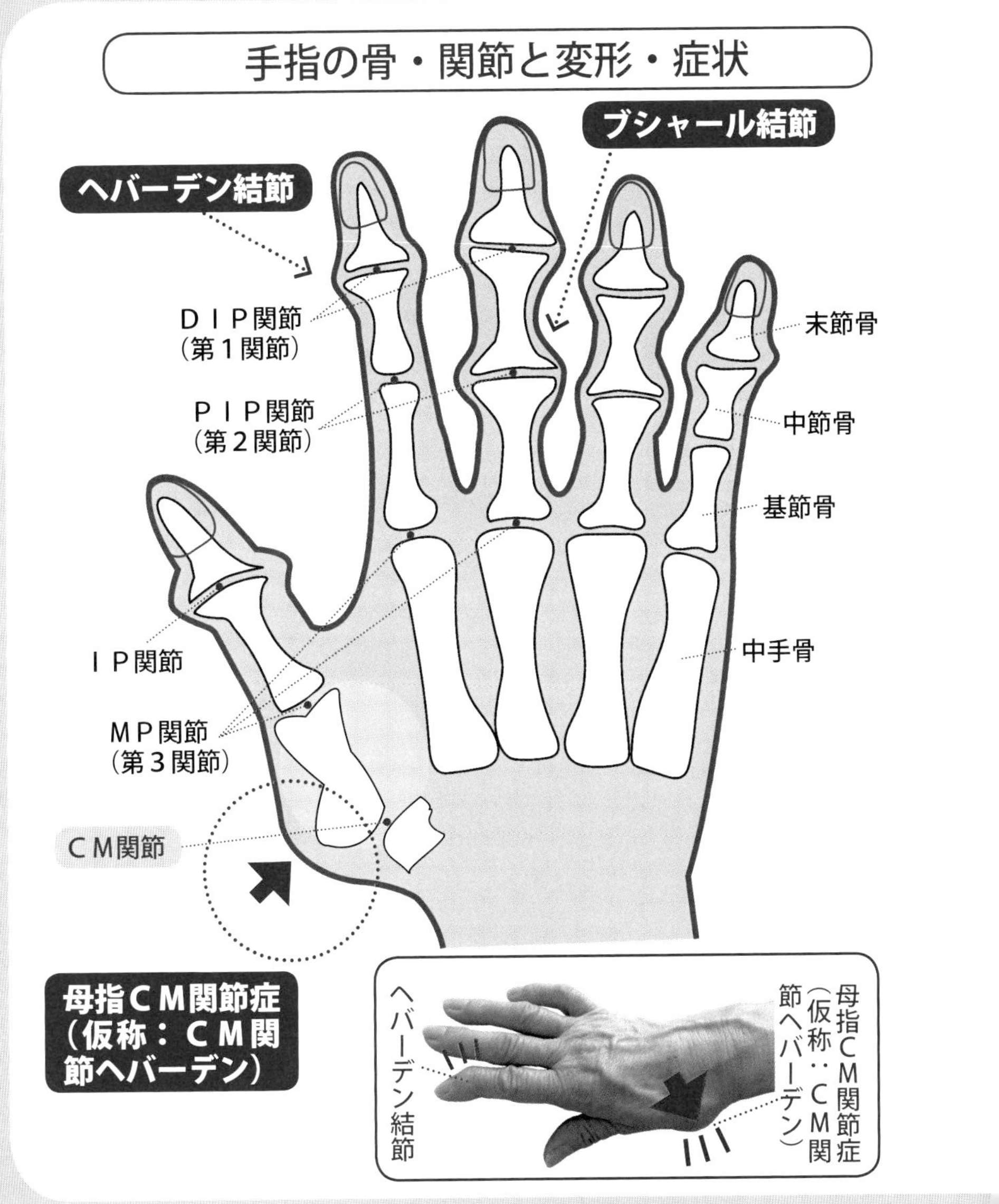
手指の骨・関節と変形・症状
ブシャール結節
ヘバーデン結節
ＤＩＰ関節
（第１関節）
ＰＩＰ関節
（第２関節）
末節骨
中節骨
基節骨
中手骨
ＩＰ関節
ＭＰ関節
（第３関節）
ＣＭ関節
母指ＣＭ関節症
（仮称：ＣＭ関節ヘバーデン）
ヘバーデン結節
母指ＣＭ関節症（仮称：ＣＭ関節ヘバーデン）

# 「CM関節」ってどこですか？

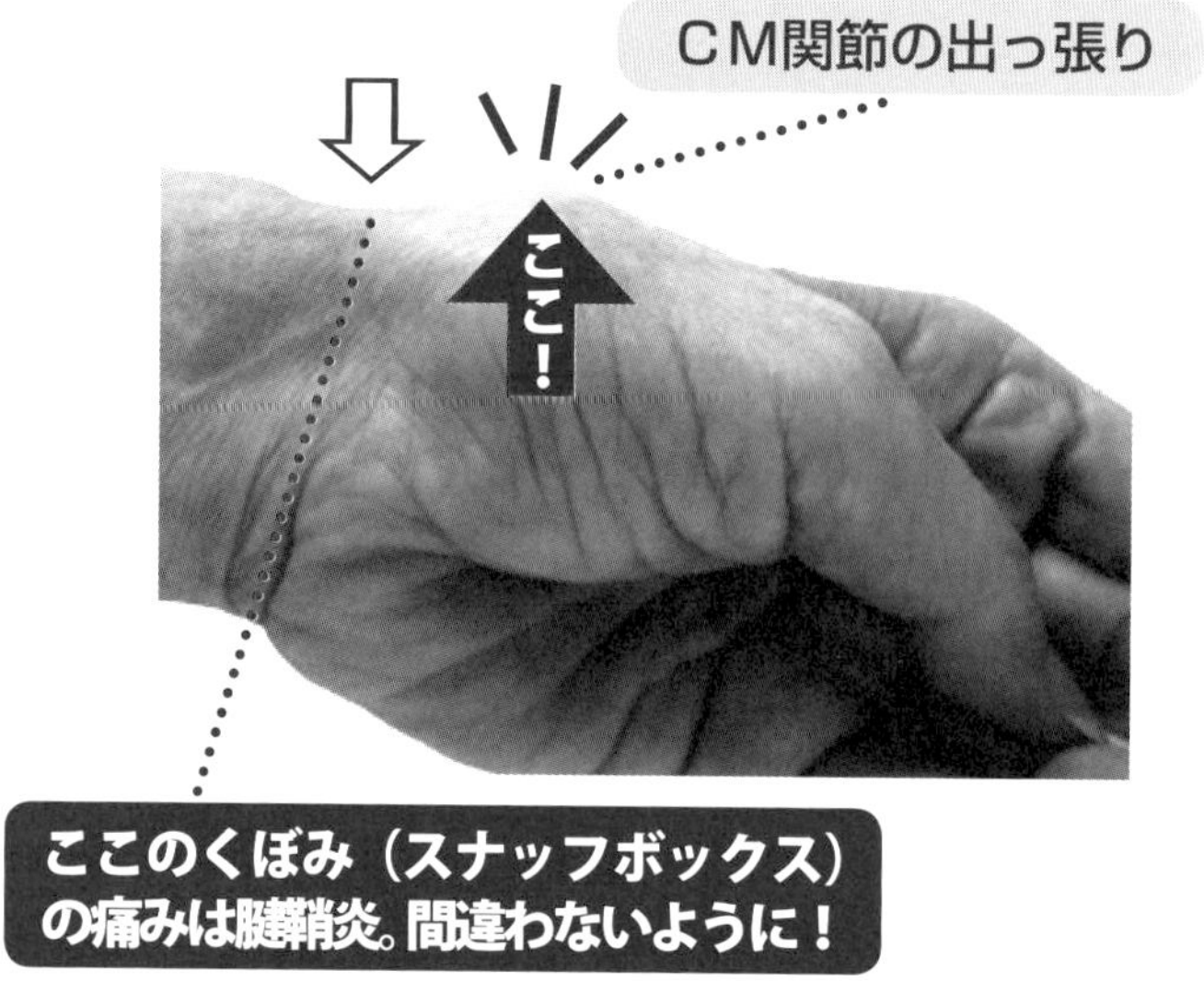
CM関節の出っ張り
ここ！
ここのくぼみ（スナッフボックス）の痛みは腱鞘炎。間違わないように！

CM関節とは、親指の付け根にある関節のことで、別名「母《ぼ》指《し》手根《しゅこん》中手《ちゅうしゅ》関節《かんせつ》」とも呼ばれています。

文字の通り「手根骨《しゅこんこつ》」（大菱形骨《だいりょうけいこつ》）と中手骨の間にある関節のことで、これを「CM関節」と呼んでいます。

CM関節の下の凹んでいる部分（スナッフボックス）が痛む「腱鞘炎《けんしょうえん》」（ドケルバン病）とは、患部が異なります。

二つの患部は隣接しているために混同しやすいので注意してください。

# 「母指ＣＭ関節症」とは？

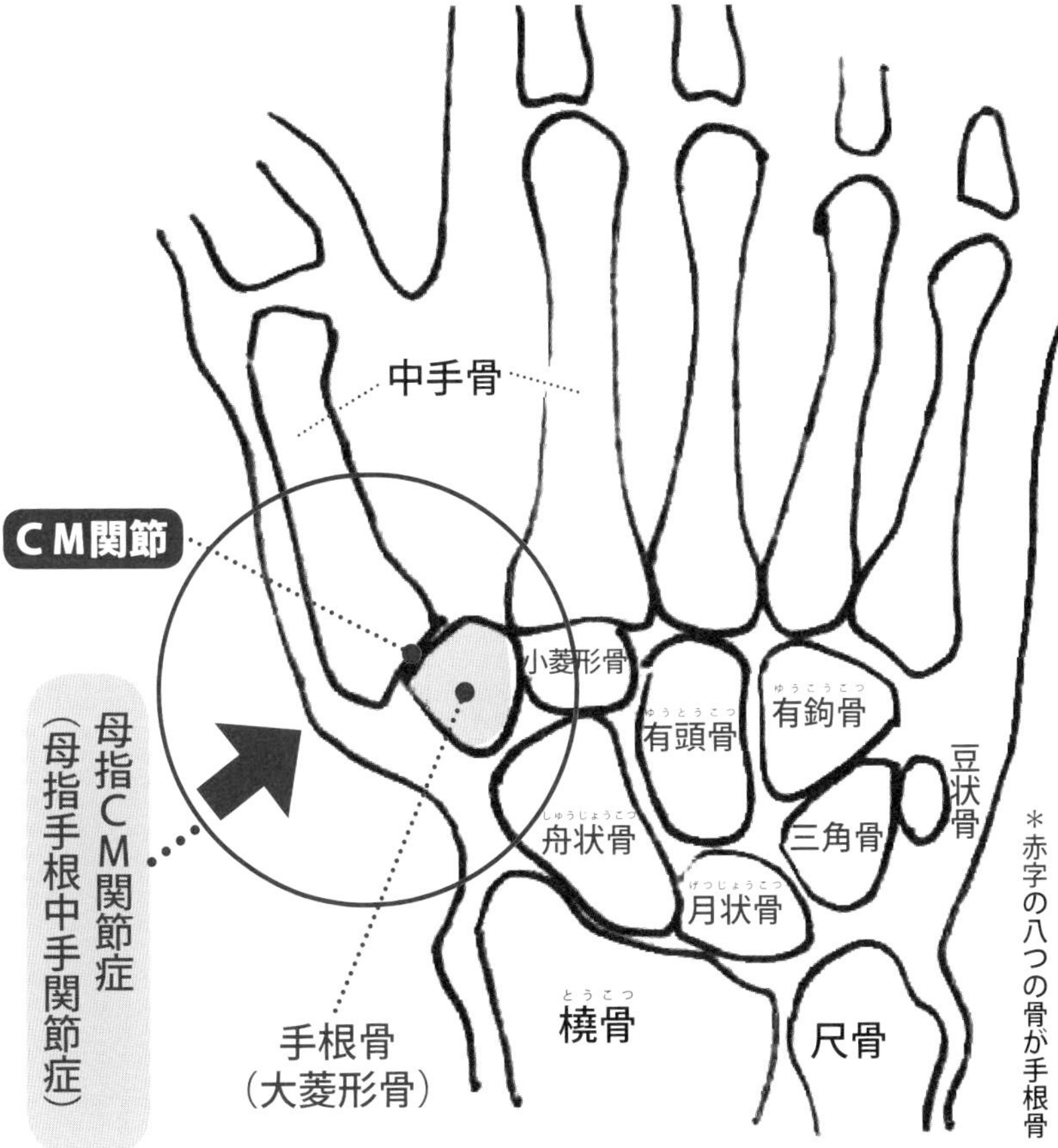


「母指ＣＭ関節症」は親指の付け根が出っ張って痛む。小さな関節であっても「変形性関節症」なのです

## 「母指ＣＭ関節症」は手だけでなく他の関節も変形

親指の付け根が出っ張って痛む「母指ＣＭ関節症」は、小さな関節であってもれっきとした「変形性関節症」なのです。ＣＭ関節の下の凹んでいる部分（スナッフボックス）が痛む「腱鞘炎」（ドケルバン病）とは異なるので注意してください。

親指の付け根や指先に起こる変形の場合は、小さな関節なのでイメージしにくいと思います。この変形性関節症は発症した部位や関節ごとに呼び名（病名）が異なるので、さらにわかりにくいと思います。

**「母指ＣＭ関節症」もれっきとした「変形性関節症」である以上、手だけに起こるものという考え方や先入観に誤りがあるのです。**

指の第一関節が太く変形する「へバーデン結節」や第二関節が太く変形する「ブシャール結節」も変形性関節症なのです。ただ呼び名（病名）が異なっているので、別物と思っている人がほとんどなのです。

「母指ＣＭ関節症」は関節リウマチでも起こりますが、へバーデン結節と合併している場合が圧倒的に多いのです。

**関節リウマチやその他の原因もなく、ヘバーデン結節が隠れた原因になっている場合を私は仮称として「ＣＭ関節ヘバーデン」と呼ぶことで区別しています。そして、その関係性を「転移」と表現することで全身性（他の関節にも起こる）であることを理解してください。**

**その証拠として、「ＣＭ関節ヘバーデン」のある人はすでにヘバーデン結節やひどい外反母趾「足ヘバーデン」があり、それに伴って足のさまざまな痛みや「ひざ」「股関節」「腰部」「背部」「頚椎」「肩関節」のどれか、または複数の関節に変形性の慢性痛があり、長いこと悩んでいるはずです。**

このとても重要な部分がいまだ見落とされているので、患者さんに納得のいく説明ができず、ただ「（軟骨の）すり減り」「使いすぎ」「老化」「骨粗しょう症」といってヘバーデン結節が隠れた原因になっているということを明確に説明できないのです。そのために、原因と治療法に疑問や矛盾を感じている人が多いのです。

**「ＣＭ関節ヘバーデン」を軽く見たり、見過ごしたりしてはいけません。なぜなら、「ＣＭ関節ヘバーデン」は単に手の問題だけではなく、人工関節や人工骨頭置換術、要介護など健康寿命と直結している問題だからです。**

**「ＣＭ関節ヘバーデン」があると、あなたの未来にこんな差（悪影響）が出る！**

①ひざや股関節の人工関節置換術を受けた

②腰部脊柱管狭窄症または、腰が 90 度曲がっている

③ひどい猫背や側弯症で身長が４センチ以上短縮

④頚椎症と共に、自律神経失調状態、うつ状態がある

⑤車いすなどの要介護者になってしまった

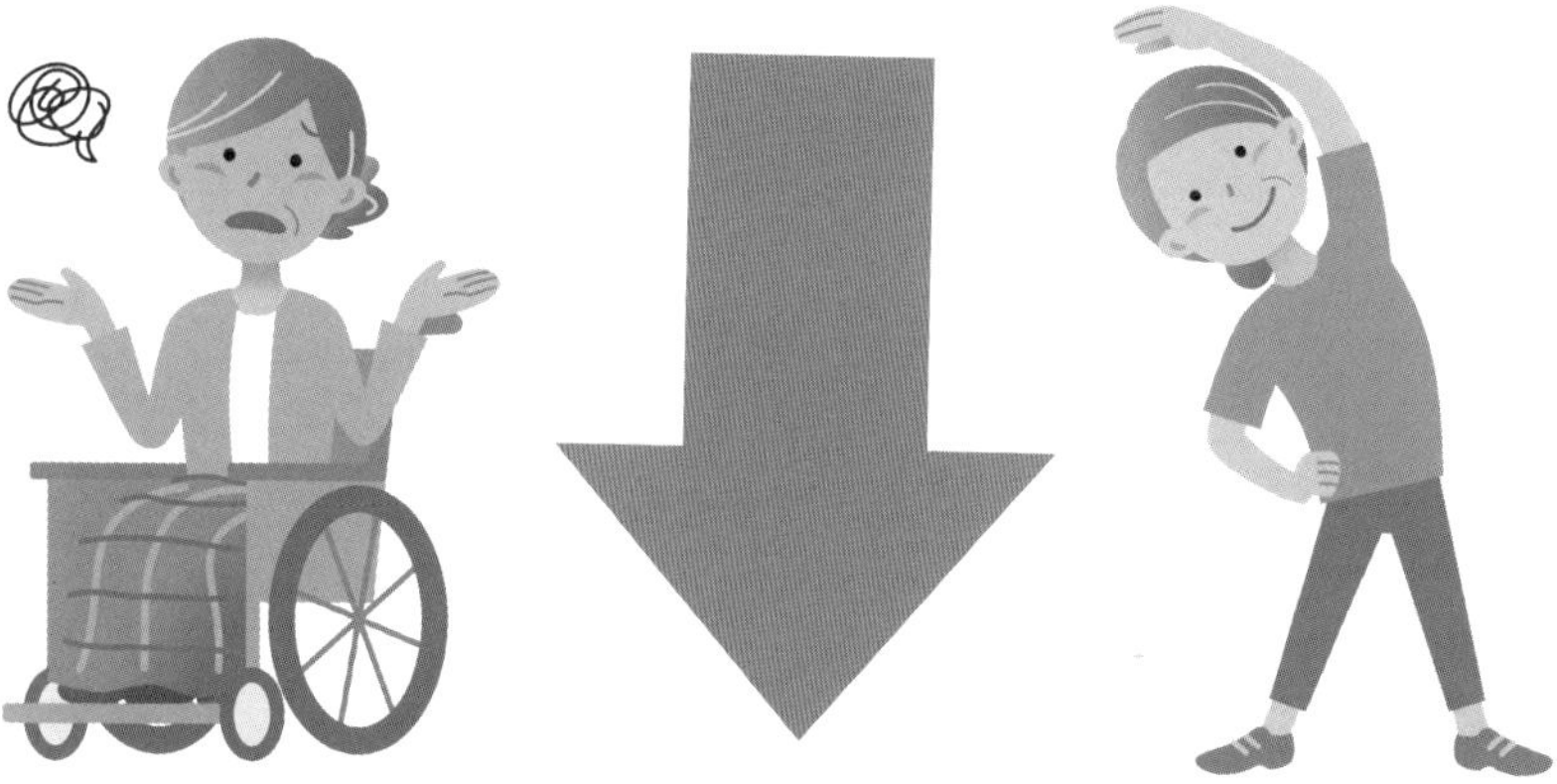

●いつも健康な人といつも具合の悪い人との差が出る！
●健康寿命が長い人と短い人との差が出る！

## 「ＣＭ関節ヘバーデン」と呼ぶその理由は？

**繰り返しますが、ヘバーデン結節が隠れた原因になっている場合を「仮称：ＣＭ関節ヘバーデン」と呼び、この関係性を理解していただくために、このように表現しています。**

ヘバーデン結節が手の第一関節に出てなくても、ＣＭ関節から始まったり、足から始まる「仮称：足ヘバーデン」（以下「足ヘバーデン」）やひざから始まる「仮称：ひざヘバーデン」（以下「ひざヘバーデン」）などがあります。

**手の第一関節の変形だけをみるのではなく、全身を関連付けてみることが必要です。**

関節リウマチやその他の病気でも起こりますが、いずれも慢性的に進行していく場合は痛みがないので「ＣＭ関節ヘバーデン」を自覚できないまま放置し、手指の軽い捻挫を繰り返してしまいます。

中には痛みと出っ張りが悪化してから気づき、我慢の限界を越えてから整形外科に行く人も多くいます。

急に進行する場合には、最初から痛みがあります。

日常生活におけるさまざまな症状とは、次のような例です。

①ペットボトルのふたを開ける時、激痛がするので開けられない
②物をつまむ時、痛むので力を入れられず、親指の力も弱くなってきている
③食器洗いやふきんを絞る時などビリッと痛みが走り、力が入らない
④美容師で指先を使う時に痛むので困っている
⑤書き物をする時に痛み、ハガキさえもうまく書けない
⑥パソコンのマウスやゲーム機のリモコンなどを強く握ると痛む

一般的にこれらの症状は、「関節リウマチ」と錯覚する人も多くいますが、**実は圧倒的に多いのが、ヘバーデン結節との関連性がある場合で、これを「CM関節ヘバーデン」と呼んで区別しているのです。**

## こんな時に痛む

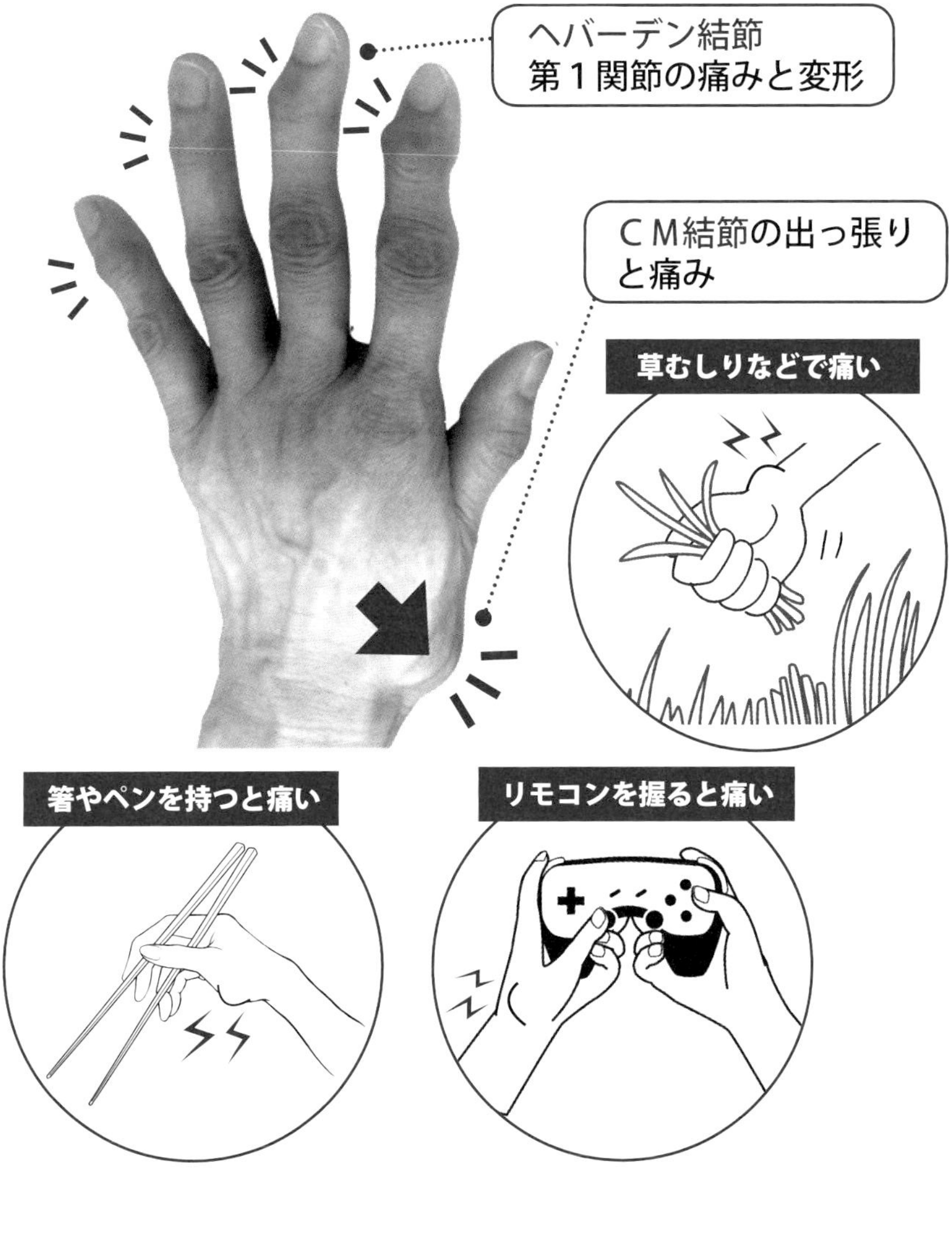
ヘバーデン結節
第１関節の痛みと変形
ＣＭ結節の出っ張り
と痛み
草むしりなどで痛い
箸やペンを持つと痛い
リモコンを握ると痛い

## 「CM関節ヘバーデン」には「急性タイプ」と「慢性タイプ」がある

「CM関節ヘバーデン」には、最初から痛みと出っ張りをはっきりと自覚できる「急性タイプ」と、痛みがないまま少しずつ何年もかけて骨が出っ張り、初めて気づく「慢性タイプ」があります。

急性タイプは痛みがあるのですぐにわかり、治療を受ける機会がありますが、「慢性タイプ」の場合は痛みがないので見過ごされ、治療を受ける機会を失い、進行・悪化させてしまいます。

**ここで問題なのは、痛みがなく「慢性タイプ」の場合です。CM関節に痛みがない代わりに、他の関節（足・ひざ・股関節・腰部・背部・頚部・肩関節など）にヘバーデン結節がすでに転移していて、大なり小なりの変形性関節症による慢性痛に悩んでいるからです。また、CM関節より先に他の関節に痛みや変形、関節破壊が起きている場合も多くあるのです。**

こんな人は、ヘバーデン結節が隠れた原因となる痛みや変形、関節破壊を関係づけることができていません。まず、人間の土台となる「足裏」から患部や全身を重力とのバランンスでゆがみ（ズレ）を確認し、次にヘバーデン結節（変形性関節症）の全身性（転移）の有無を加えた診断（判断）が必要なのです。

治療法(改善法)は、ゆがみ(ズレ)を整えてから日常生活に支障の少ない「90％の固定」(➡P32参照）です。これは新しい「重力とのバランス医療」の考えなので、繰り返し説明することによって理解から確信に変わってくるのです。

伝統医療は、まだこの「真実」に気づいていないので、自分の症状に照らし合わせ一致するようなら、本書で説明しているように、早期のうち、つまり未病のうちに改善しようと「90％の固定」で自ら努力することが必要です。

## 「CM関節へバーデン」は関節リウマチと異なるが症状が似ている

ヘバーデン結節や「足へバーデン」を合併している「CM関節へバーデン」は関節リウマチとは異なりますが、「変形しやすい」、「関節がもろい」という特徴が似ています。関節リウマチは血液検査で原因を特定できますが、へバーデン結節は血液検査ではわかりません。

では、具体的にはどこが似ているのでしょうか？

**第一に、へバーデン結節による関節炎が強く出た場合、関節リウマチと同じように重症化することです。**第二に、ゆがみ（ズレ）の大きい関節に負荷重（重力の負担）または自家筋力（自分で力を入れた時の負担）が集中し、これを日常生活の中で気づかないうちに反復（繰り返す）したことで、損傷が慢性化することです。

**たとえ、へバーデン結節による関節炎が軽い場合であっても、負荷重（重力の負担）が長年反復（繰り返す）されることによって、関節リウマチのようにひどい変形や関節破壊を起こしてしまいます。**

したがって、自家筋力や重力の負担度（破壊力）より安静度（治癒力）が上回る「90％の固定」が、改善への近道なのです。

**その理由は変形、関節破壊を最小限で食い止めておくと、炎症が治まった予後の経過や改善の早さに格段の「差」が出るからです。これも関節リウマチとよく似ているので、どちらも固定を優先した治療が望ましいのです。**

## へバーデン結節の7割以上は「CM関節へバーデン」を合併

60歳以降の女性でへバーデン結節がハッキリと認められる人たちを調査すると、常に

70％以上の割合で「ＣＭ関節ヘバーデン」を合併しています。

残りの30％の人たちは、手より先にひどい外反母趾「足ヘバーデン」やひざのひどい変形「ひざヘバーデン」などがあり、他の関節からヘバーデン結節（変形性関節症）が始まっていることが読み取れます。

統計的な見地からであっても、常に70％以上の割合で一致するなら、これもひとつの根拠と言えるはずですが、今はこの関係性が見落とされ「盲点」になっているのです。

**「手だけ変形していて、それ以外は健康」と言い切る人であってもよく聞いてみると、何年か前に整形外科で変形性ひざ関節症と診断されていたり、また原因のはっきりしない首や腰の痛みに悩んでいる人がほとんどです。**これが関連づけられていないのです。

ヘバーデン結節や「ＣＭ関節ヘバーデン」がある人で「健康だ」という人に出会ったことがありません。初期段階でのＸ線検査で異常がなくても、痛みや炎症が先行している場合が多いのです。

「手だけ（の症状）」と言う人はまだ、ヘバーデン結節（変形性関節症）の全身性（転移）を知らないため、この関係性が理解できず「手だけ（の症状）」と答えているのです。

もし健康に迷ったり疑問を感じたら、本書の内容と自分の身体を繰り返して照合し確認してみるのです。やはり同じ70％以上の割合で一致するはずです。

CM関節だけでなく、ヘバーデン結節やひどい外反母趾「足ヘバーデン」、ひどいひざの変形「ひざヘバーデン」などが一目瞭然でわかる

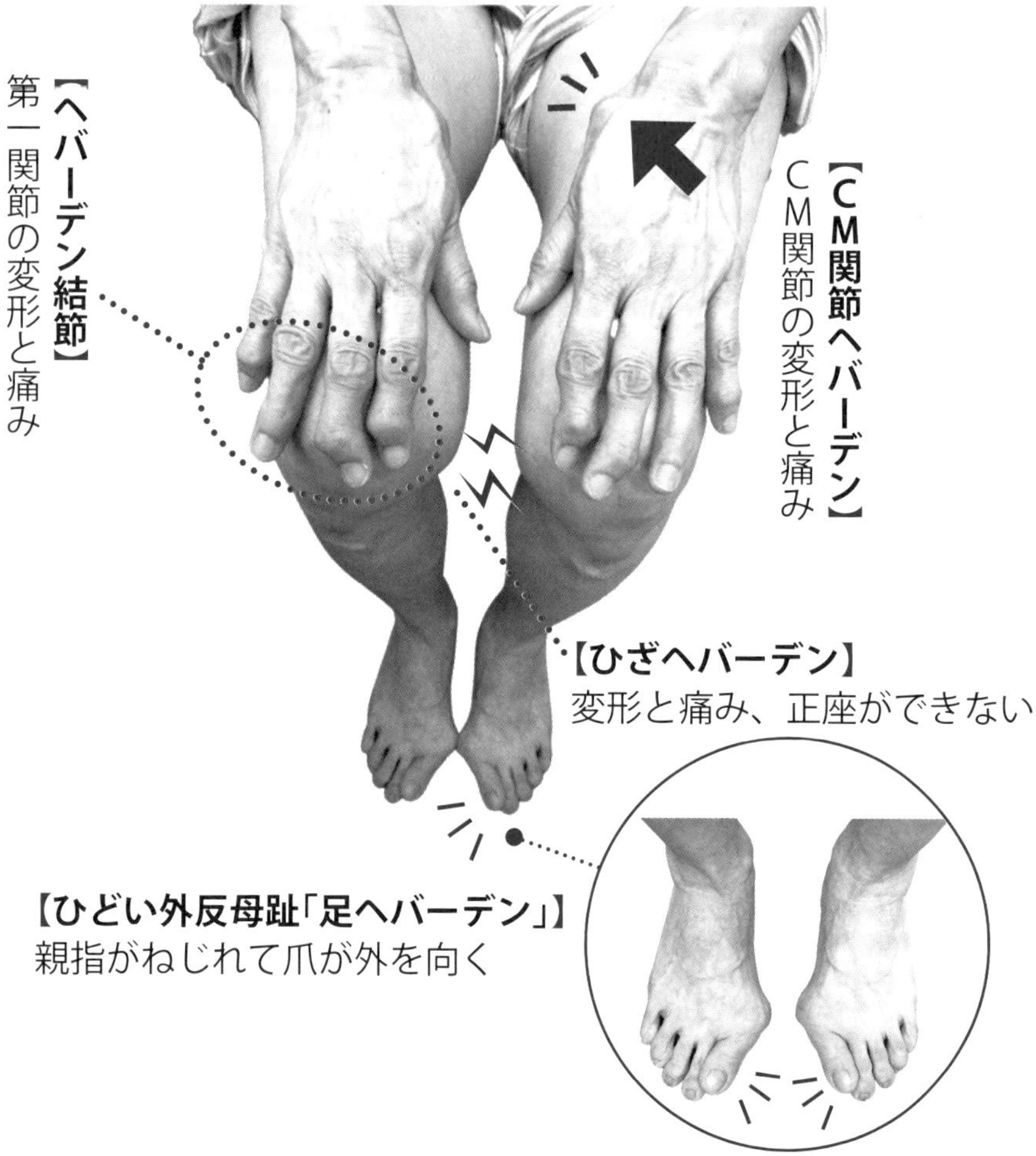

## 「腱鞘炎」と間違われやすいので「痛む場所」を特定する

「CM関節へバーデン」と腱鞘炎（ドケルバン病）は、すぐ近くにある関節なので間違われやすい部分です。40歳以降の女性に多い「CM関節へバーデン」は母指の付け根に痛みと出っ張りがあるのに対し、腱鞘炎はそのすぐ下にあるくぼみ（スナッフボックス）を押すと「痛い」というのが特徴です。

腱鞘炎は手首を「上」かまたは「下」に多く使いすぎた人に見られます。手首を「上」に使うのは、例えば出産後に赤ちゃんを抱く時に手の平を上に向け慣れないまま手首だけで支え、抱き続ける動作で、手首に疲労が蓄積され痛みや炎症が起こる症状です。

一方、手首を「下」に使うのはパソコン作業などで手の平を下に向けて力を入れ続ける動作で、手首に疲労が蓄積され痛みや炎症が起こります。若い人には痛みを我慢し、悪化してから整形外科や接骨院に行くケースが多く見られます。

治療法は、簡単な厚紙副子を用いて手首の上下運動を制限する「90％の固定」が有効ですが、手首を上下に使う仕事をできるだけ避けるなど患部をかばい続けていると、時間がかかっても自然に治る場合が多く見られます。

## 腱鞘炎と「CM関節へバーデン」の痛む位置を区別する

### 仮称：CM関節ヘバーデン

●ヘバーデン結節の"転移"による「仮称：CM関節ヘバーデン」は出っ張りを押すと痛む

### 腱鞘炎（ドケルバン病）

●腱鞘炎は親指を握り、下に曲げると痛む
●くぼみ（スナッフボックス）を押すと激痛がある

ここ！

**くぼみ（スナッフボックス）の確認方法**

親指を反らせて"くぼみ"を確認する
（腱鞘炎）

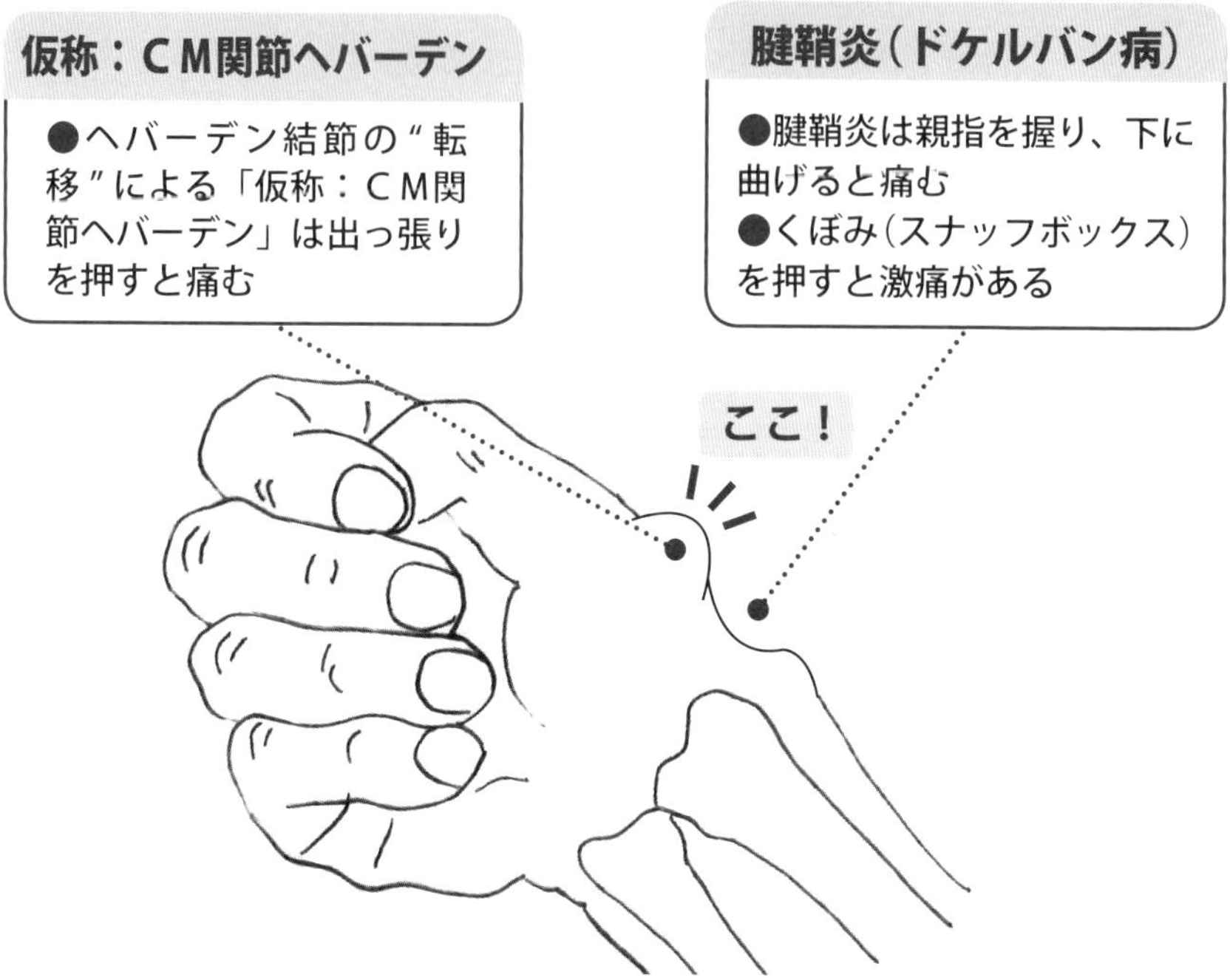


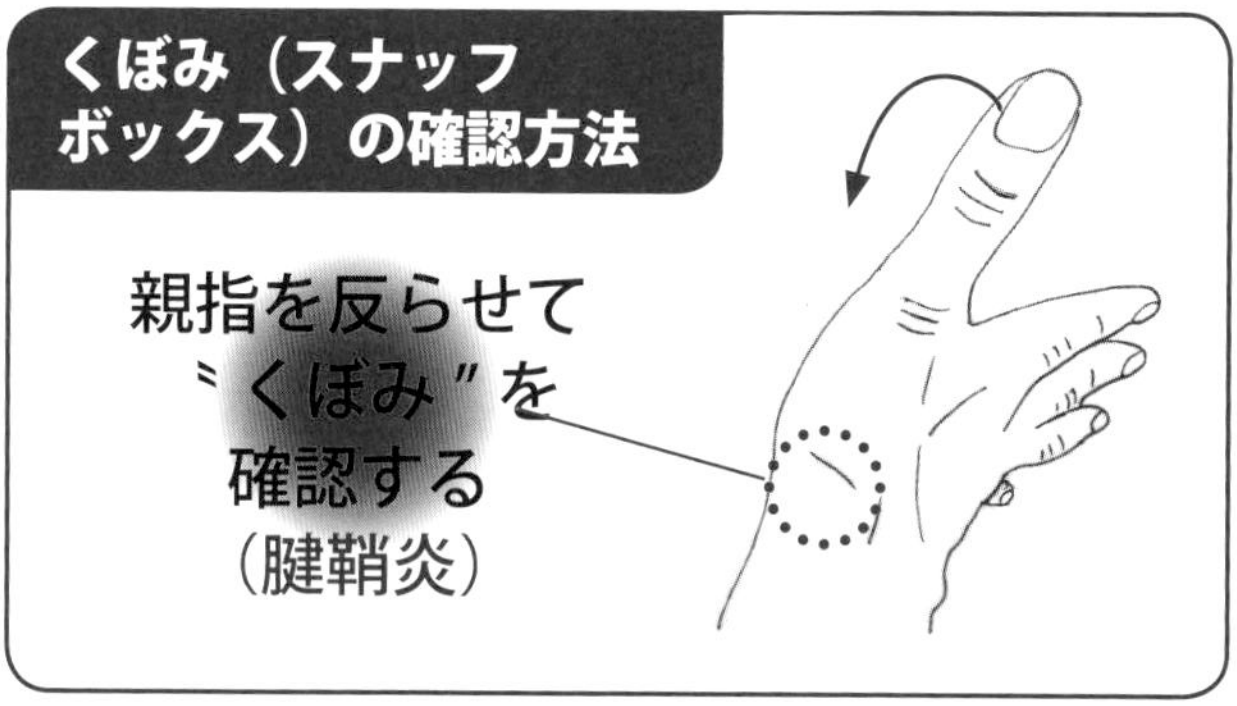

# 「ＣＭ関節へバーデン」の原因とは？

「ＣＭ関節へバーデン」（変形性関節症）がなぜ発症するのか、今のところ詳しい原因はわかっていませんが、「手の使い過ぎ」や「加齢」ではありません。

有力視されているのが「体質的要因」説です。よく聞いてみると、家族や親戚の中に同じように「ＣＭ関節へバーデン」やへバーデン結節の人がいると言われます。

さらによく聞くと、ひどい外反母趾「足へバーデン」やさまざまな足の痛み、ひざ、股関節、腰の変形、またひどい猫背、背骨が曲がる側弯症、身長が四センチ以上短縮した人、腰が「く」の字に曲がった人、頚椎症で長年悩んでいる人など、そのいずれかの人がいることが多いのです。

「体質的要因」とは膠原病《こうげんびょう》（自己免疫疾患）体質があり、これに女性ホルモン（エストロゲン）の受容体とが刺激し合い、その戦いの中で免疫が過剰に反応したことが変形性関節症（炎）の原因ではないかと言われています。

また、この戦いの反応の程度によって、症状が軽く済む人と、ひどく変形する人とに分かれるとも言われています。

私はこれにもうひとつ、軟骨のすり減りを加えて判断する必要があると考えています。

ゆがみ・ズレの大きい関節は当然、負荷重（重力の負担）や自家筋力（自分で力を入れた時の負担）を強く受け、それだけ軟骨がすり減りやすくなります。

このすり減った軟骨を免疫細胞のシステムが「異物」とみなし、過剰に攻撃することで変形性関節症（炎）を起こしたり、また逆にすり減った軟骨が免疫を呼び込んでしまうともいわれています。

これは体幹部となる大きな関節にあてはまりますが、手の場合は自家筋力（自分の筋力）の繰り返しが考えられます。この自家筋力もバランスの悪い関節に負荷を繰り返すことになります。

そして「ＣＭ関節へバーデン」になりやすい人は、親指が反り過ぎて関節のバランスが悪くなっている人に集中して見られます。

反り過ぎのまま、つまむ動作を繰り返す時、親指の第一関節がテコの原理でいうところの「力点」となり、親指の第二関節が「支点」となって、「作用点」となる「ＣＭ関節」に炎症が起こり、痛みや骨の出っ張り（亜脱臼）が起こってくるのです。

このように「ＣＭ関節へバーデン」の場合は、体質的要因に親指の反り過ぎが隠れた原因になっています。

自家筋力による
「ＣＭ関節へバーデン」のメカニズム

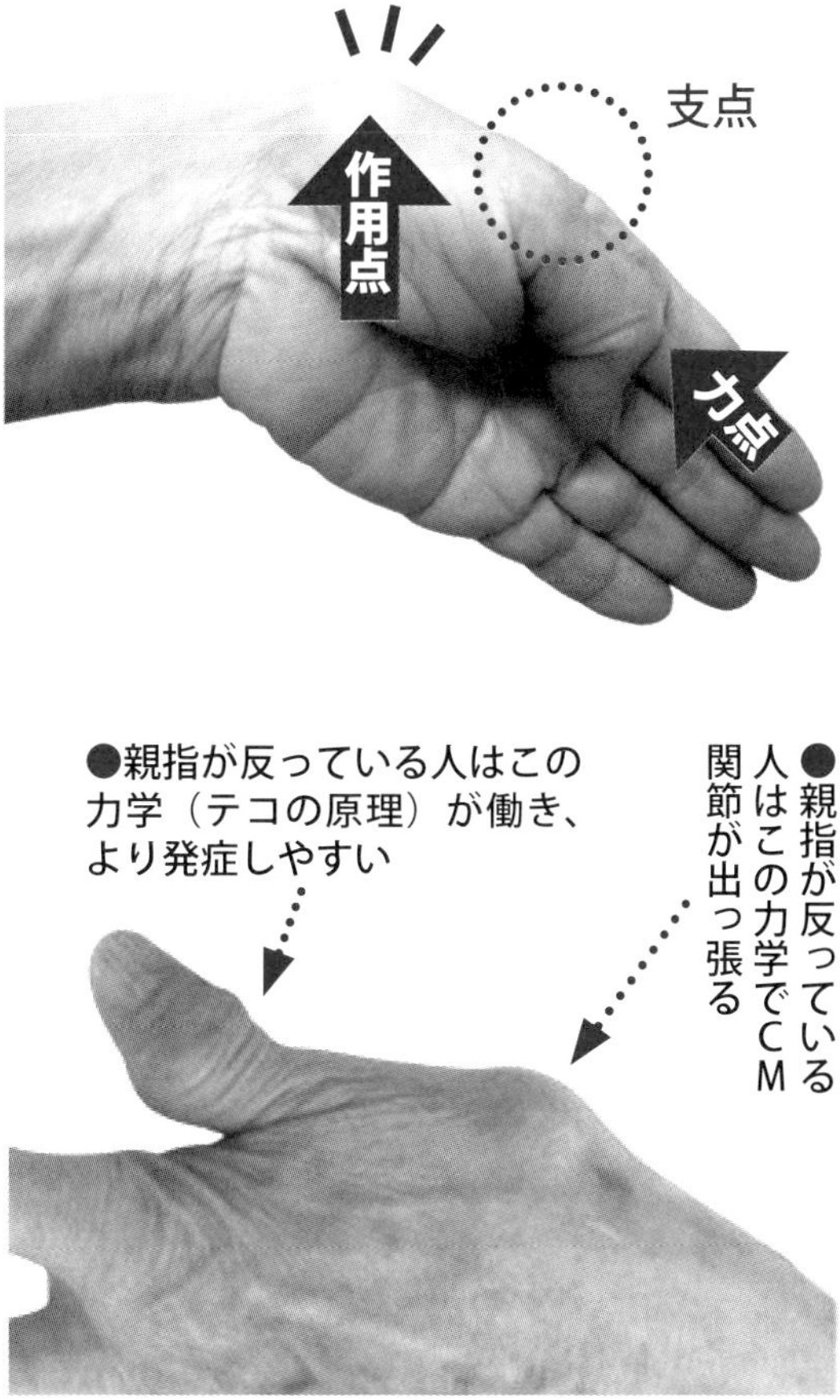
作用点
支点
力点
●親指が反っている人はこの力学（テコの原理）が働き、より発症しやすい
●親指が反っている人はこの力学でＣＭ関節が出っ張る

若い人に発症する「母指ＣＭ関節症」は、母指を反らした状態でパソコンのマウスやゲーム機のリモコンなどを長時間握り続けたことで、ＣＭ関節に自家筋力が繰り返され痛みが起こります。

若い人で母指の反り過ぎがある人や、関節リウマチでも「母趾ＣＭ関節症」が起こりますが、これと区別するため「ＣＭ関節へバーデン」と呼んでいるのです。

# 第2章

# 「母指CM関節症」は自分で治せる！

# 「母指CM関節症」は対症療法や癒しだけでは完治しない

40歳以降の女性に多いのは、親指の付け根の出っ張り「CM関節」を押すと、強い痛みがあることです。また、慢性的に進行した場合は痛みはなく、強く押した時だけ痛みます。これは関節リウマチでも起こりますが、問題なのは血液検査でリウマチではないとされたら、ヘバーデン結節が〝転移〟している場合がほとんどだということです。

このことは一般的にはまだ知られていませんが、私の長年に渡る治療経験から常に70％以上の割合で一致するのです。

症状を改善するために多くの人が本能的に感じていることは、「ここを押してもらいたい」「ここを支えてもらいたい」という感覚をもっています。

つまり、日常生活に支障の少ない「90％の固定」を本能的に望んでいるのです。

本章で紹介するカサハラ式テーピング法、CM関節の専用サポーター、簡易テープで患部を固定することで、痛みが和らぎ、それ以上の変形をくい止めることができます。

関節リウマチやヘバーデン結節が原因となる場合、そのどちらも「90％の固定」が必要です。「90％の固定」が根本療法と理解することが重要であり、固定が主役となり、脇役として電気治療やマッサージなど対処療法を用いるべきなのです。

「母指ＣＭ関節症」を早く改善するには
どんな場合も「90％の固定」を最優先！

**ＣＭ関節の痛みと変形を食い止める２つの方法**

①カサハラ式テーピング法

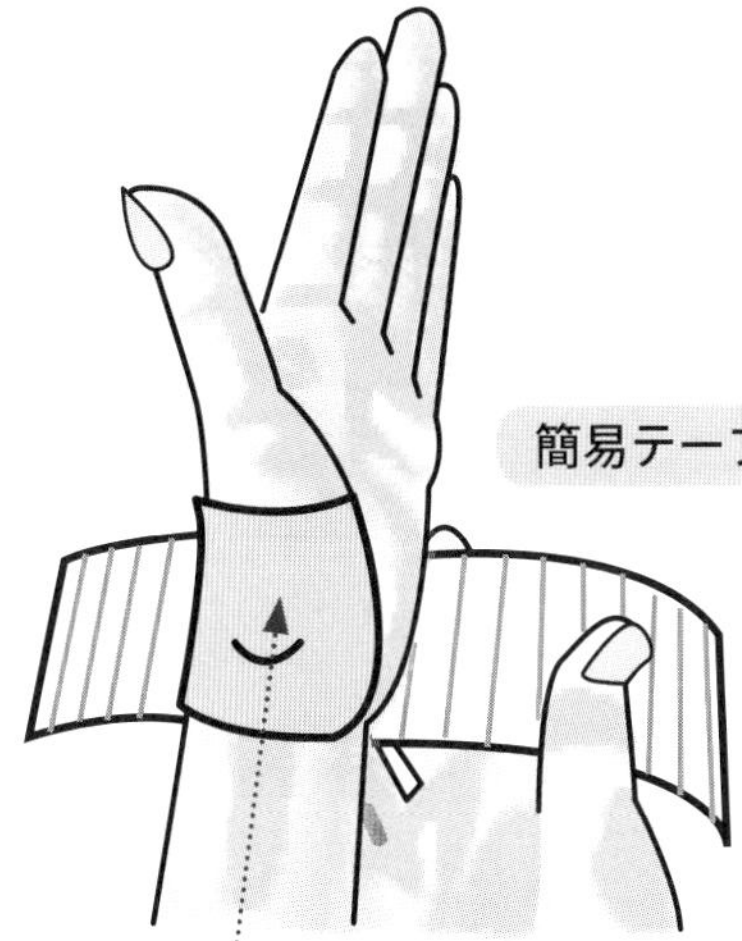


②ＣＭ関節の専用サポーター

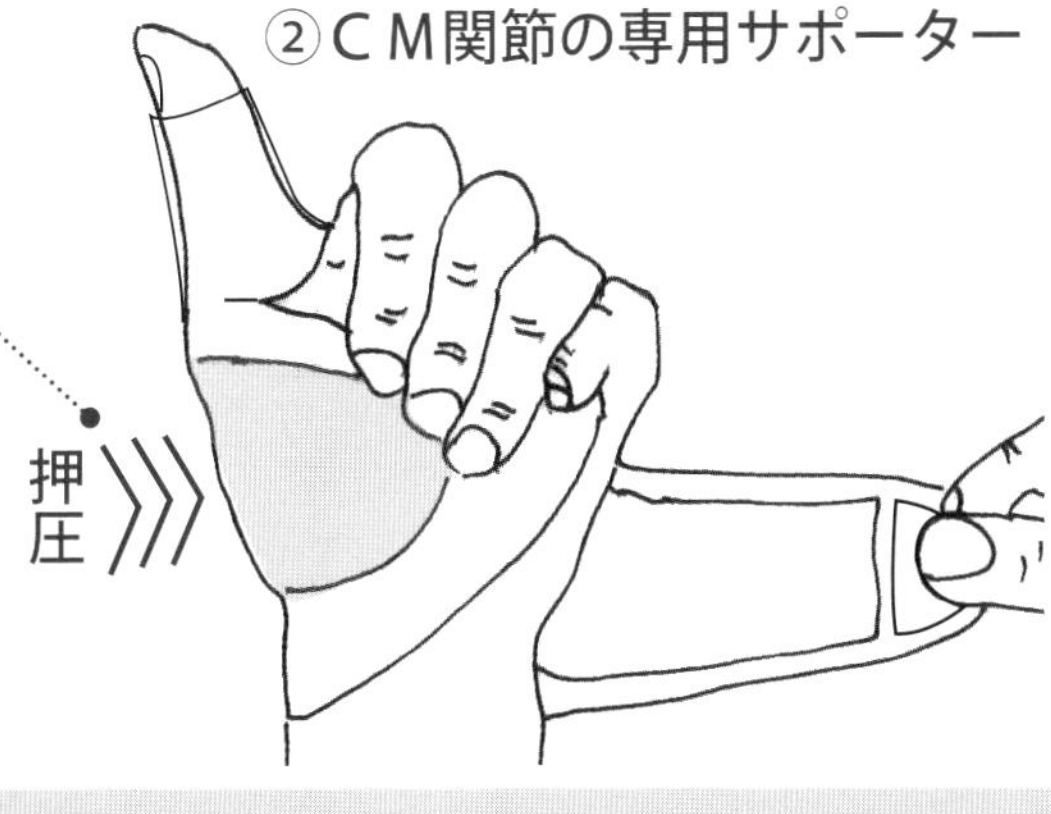
圧迫《あっぱく》枕子《ちんし》で
ＣＭ関節の
出っ張りを
押し込む

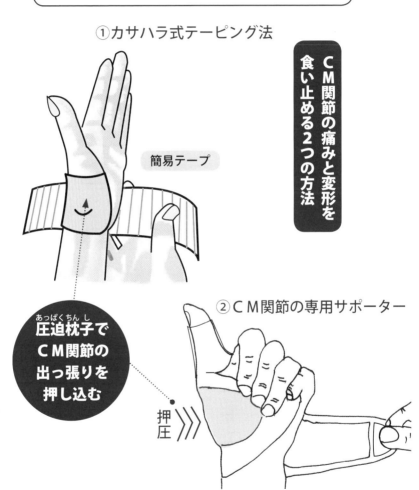

## 関節リウマチによる「母指CM関節症」と「CM関節へバーデン」との違い

「母指CM関節症」はヘバーデン結節を発症している場合が圧倒的に多いのですが、関節リウマチやその他の病気でも発症します。**本書では、ヘバーデン結節やひどい外反母趾「足へバーデン」が関係している場合を「CM関節へバーデン」と呼び区別しています。最大の原因は、へバーデン結節の〝親指の付け根への転移〟が関係しています。**

私の治療経験から「母指CM関節症」とヘバーデン結節との関係性があまりに高いので「転移」という言葉で表現していますが、伝統医療などの専門家の間では、この関係性はあまり知られていません。

「母指CM関節症」は関節リウマチでも起こりますが、これは血液検査でわかります。これに対し、ヘバーデン結節が原因となる「母指CM関節症」は血液検査ではわからないので、まずここで判別できるのです。次に関節リウマチより、ヘバーデン結節が原因となる場合が圧倒的に多いということです。

ヘバーデン結節がCM関節にも〝転移〟することを、自分の手をよく見ながら、その関係性を照合すると、70％以上の割合で一致するはずです。

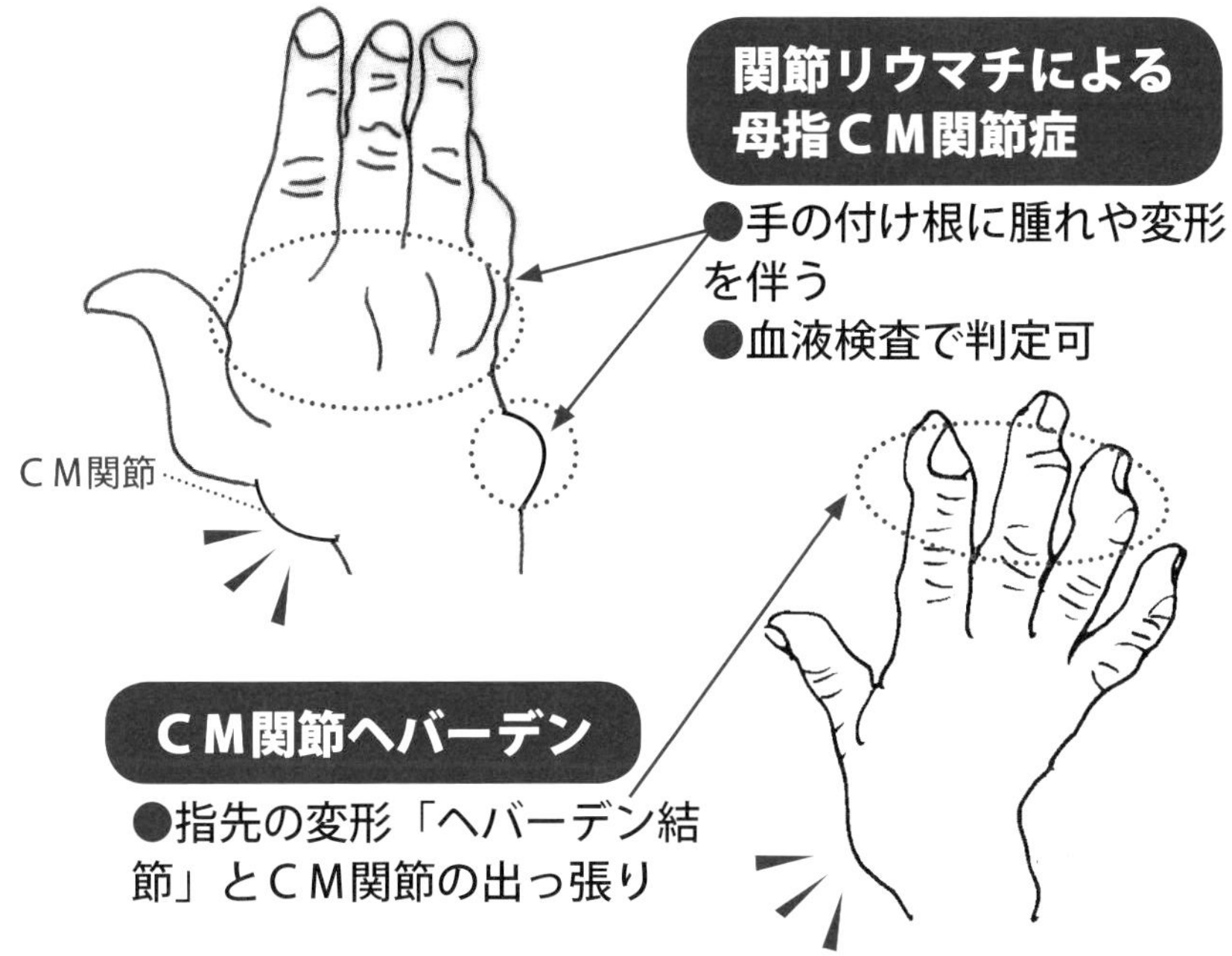


そして、へバーデン結節も関節リウマチも軟骨が破壊されやすい、もろいという特徴があります。

ちょっとした力仕事でも軽い捻挫を繰り返してしまうことが多く、改善するためには、何をどうしたらよいか迷い、だましだまし使っているうちに痛みが増したり、骨が出っ張ってきて次第に悪化させてしまうという人があまりにも多いのです。

さらに関節リウマチの場合は原因と治療法が確立されていますが、へバーデン結節が〝転移〟した「ＣＭ関節へバーデン」に対する「90％の固定」の治療法はほとんど知られていません。

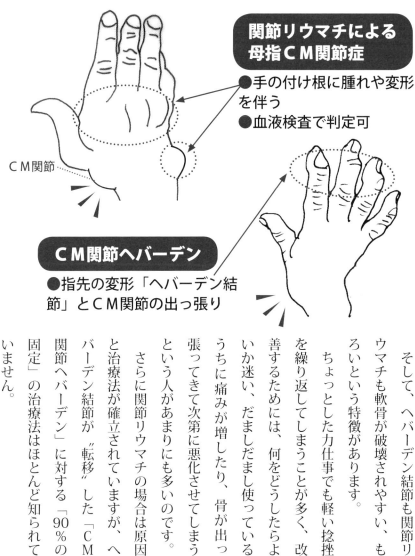

「これまでの治療法に納得できない」「原因などの説明がなく理解できない」という場合は、まず自分で「90％の固定」をして改善することから始めてください。

**関節リウマチによる母指CM関節症も完治せずに諦めている人が多いのですが、私の治療経験からこの「90％の固定」で改善できます。**さらに、ヘバーデン結節は「CM関節」ばかりでなく足にも〝転移〟するということもほとんど知られていないのです。

また、「ヘバーデン結節」は手以外にもバランスの悪い関節から先に発症し、「転移」するとも私は推測しています。

手当は早いほうが効果的なので、まず早めの未病のうちに「90％の固定」を行い、痛みと進行を止めることが大切です。

## 自分でできる「CM関節ヘバーデン」の簡単テーピング法

ヘバーデン結節が原因となる「CM関節ヘバーデン」や関節リウマチが原因の「母指CM関節症」の人はどちらも「出っ張りを押さえると楽になる」ということを本能的に理解しているので、重要なのはテープを使って自分でCM関節を押さえることです。

どちらの治療法も圧迫枕木《あっぱくちんし》を用いた「添え木固定」が有効です。

用意するものは、ドラッグストアやスポーツ店などで市販されている幅５センチの伸縮性のあるテープです。薄くてかぶれにくいものを使用します。

それを切って、長さ７センチの短いテープと23センチの長いテープを一枚ずつ用意します。

**【用意するもの】**

**●幅5センチの市販されている伸縮性のあるテープ（薄くてかぶれにくいもの）**

**①長さ7センチのもの…１本**

**②長さ23センチのもの…１本**

まず短いテープはクッション（圧迫沈子）や添え木の役目を果たすため、親指を反らせながら、ＣＭ関節を押さえるように貼ります。

次に長いテープは小指側の側面にテープの中心を貼り付け、左右からＣＭ関節を押さえるように貼ります。しっかり固定することで痛みが和らぎ、炎症も改善します。

なお痛みが治まっても、ＣＭ関節の出っ張りは完全に元通りに戻りませんが、30％位までなら改善する場合が多いのです。目的は、それ以上に悪化させないことなのです。

## カサハラ式簡単テーピングでしっかり「固定」

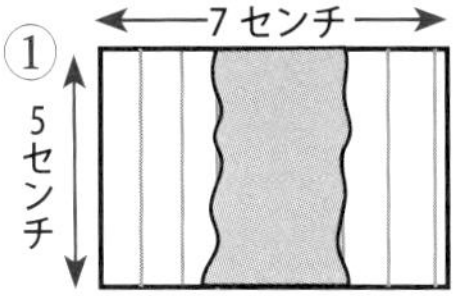


幅5センチの伸縮性のあるテープから、①長さ7センチと② 23センチのテープを1枚ずつ用意。それぞれのテープの裏紙の中心を約3センチずつカットする。

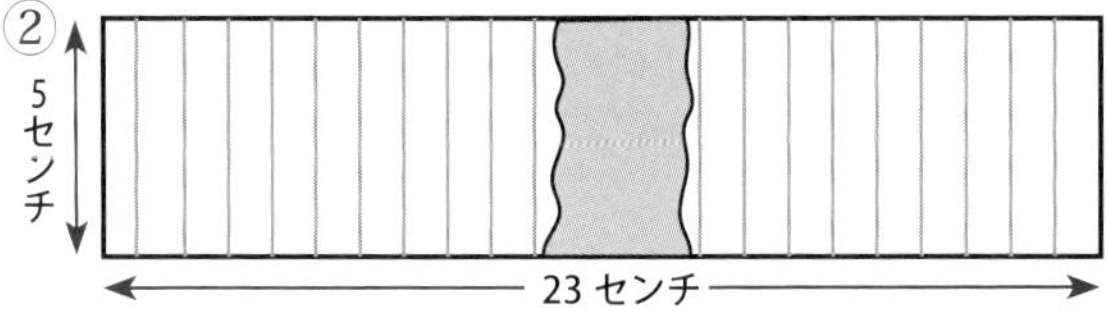


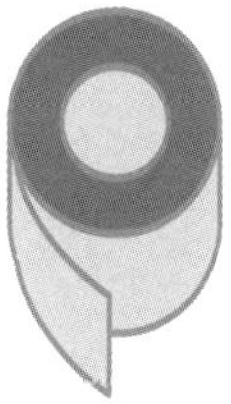

幅5センチの伸縮性のあるテープ

**1**

親指を付け根から深く曲げて、CM関節の出っ張り（位置　）を確認する。

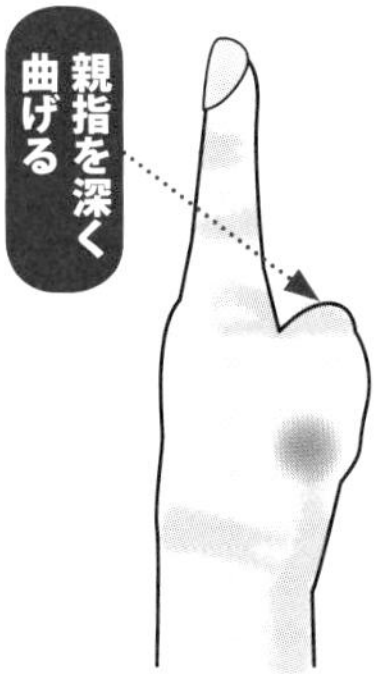


**2**

CM関節の出っ張りが中心にくるように、親指を反らせて短いテープ①を貼る。

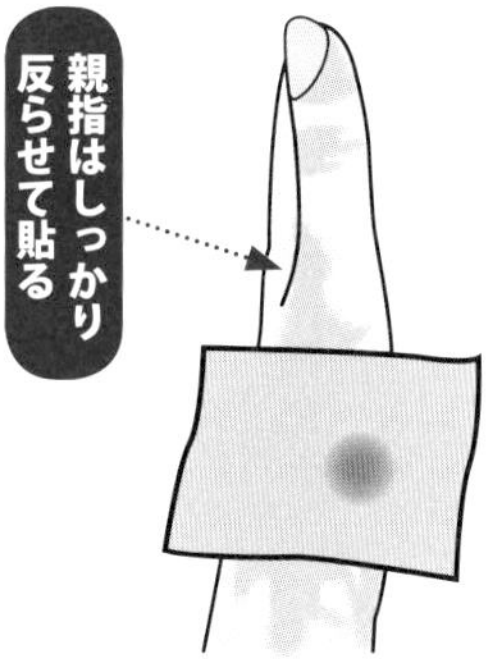


**3**

手の平側に向かって、CM関節を軽く押し込むように貼る。

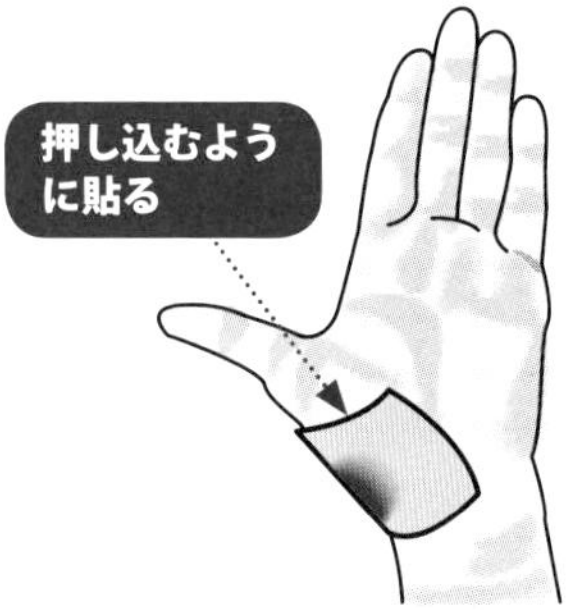


**4**

手の甲側に向かって、同様にCM関節を軽く押し込みながら貼る。

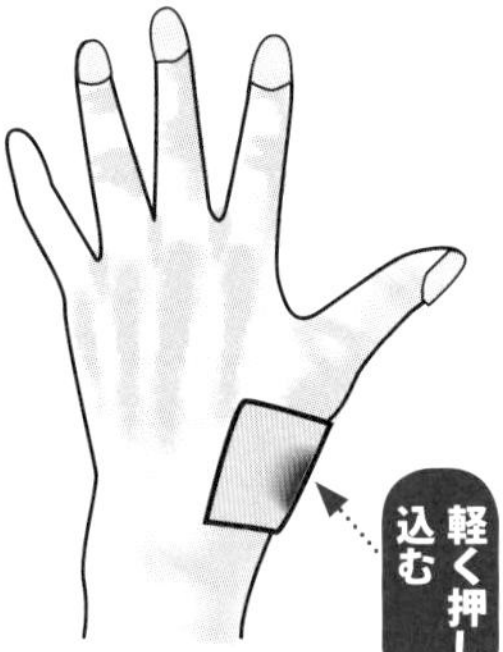

**5**

長いテープ②の中心（裏紙をはがした部分）を小指側の側面に貼る。

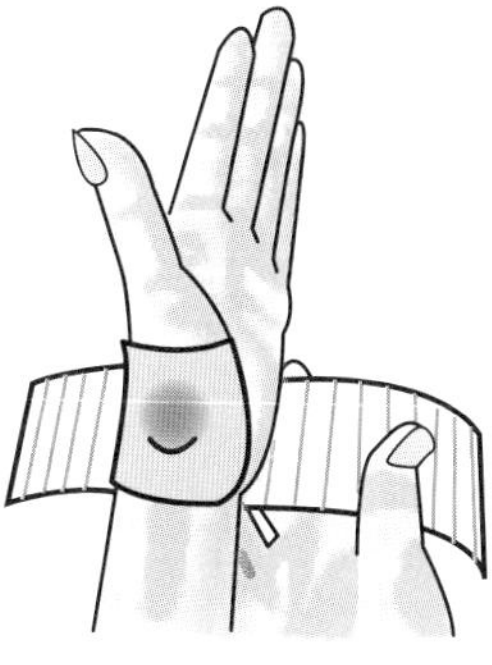

**6**

手の平側のテープは最初は引っ張らず、ＣＭ関節まで届いたら、押さえ込むように少し強めに貼る。

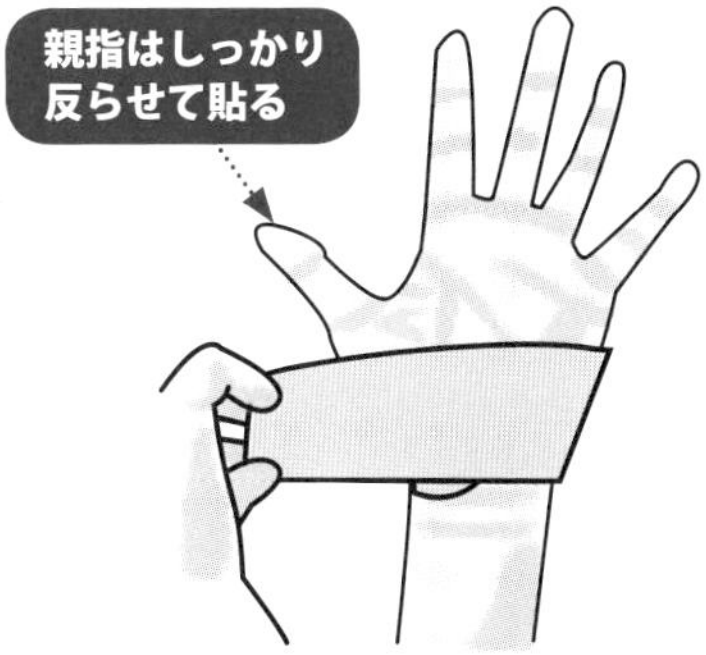


**7**

反対の甲側のテープも最初は引っ張らず、ＣＭ関節まで届いたら、押さえ込むように少し強めに貼る。

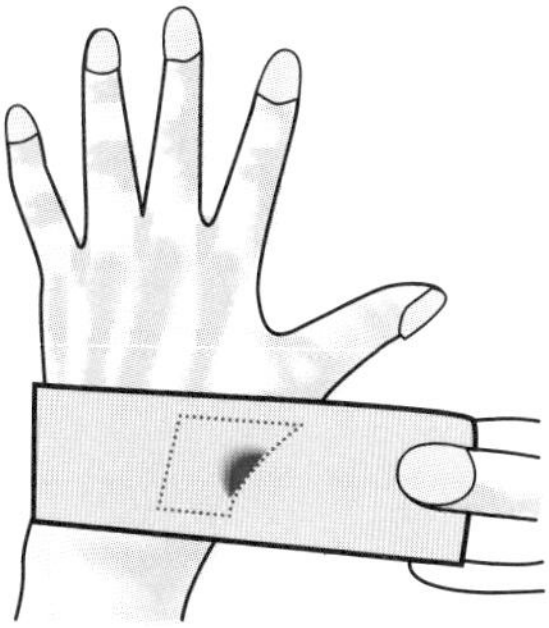

**8**

ＣＭ関節を二重に押さえて、これで完成。

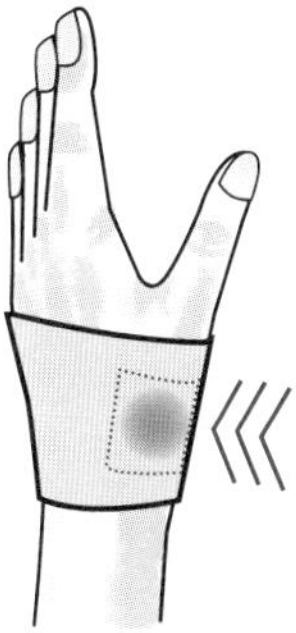


## 「ＣＭ関節サポーター」なら簡単に対応可能

こじらせている場合は「テーピング」と「サポーター」の併用法で「90%の固定」を強化。テーピングまたは専用テープの上から「CM 関節サポーター」を重ねて使用して「90%の固定」をアップ！

①専用テープ＊を最初に貼る

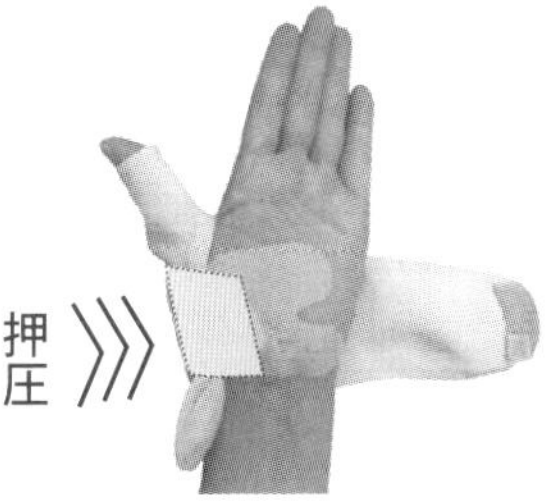


圧迫枕子でＣＭ関節の出っ張りを押し込む

②その上から「ＣＭ関節サポーター＊」をつける

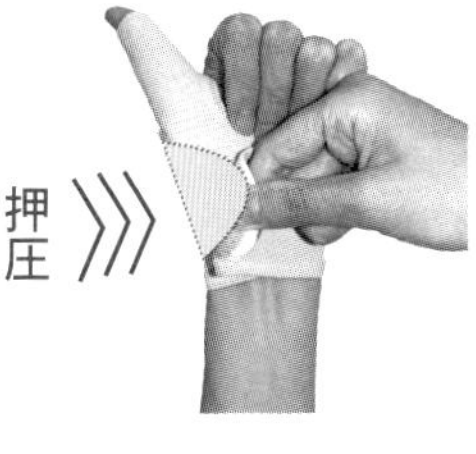


＊巻末「カサハラグッズ」参照

# 第3章

# 「ヘバーデン結節」が関係する
# 40歳からの「手」の痛みと変形

# 「手への転移」を理解すると疑問や矛盾が解ける

第一章では「母指CM関節症」と「へバーデン結節」とが合併している割合が、60歳以降では常に70％を越えていると説明してきました。

また、合併症や併発と表現するより「転移」としたほうが理解されやすいので、あえて「CM関節へバーデン」と表現することで、関節リウマチや他の病気が原因となる「母指CM関節症」と区別しています。

私が仮称として「CM関節へバーデン」や「足へバーデン」など「○○へバーデン」と呼んでいるのは、すべて手指のへバーデン結節と関連がある全身性の症状と確信しているからです。

40歳以降の女性に原因のはっきりしない「手の痛み」で悩んでいる人が多くいますが、そのほとんどがへバーデン結節（変形性関節症）の転移が隠れた原因になっているのです。

この関係性を見抜くことが改善や寛解への近道となるのです。

まずは、へバーデン結節（変形性関節症）の全身性を理解すると、今までの疑問や矛盾が解けるはずです。

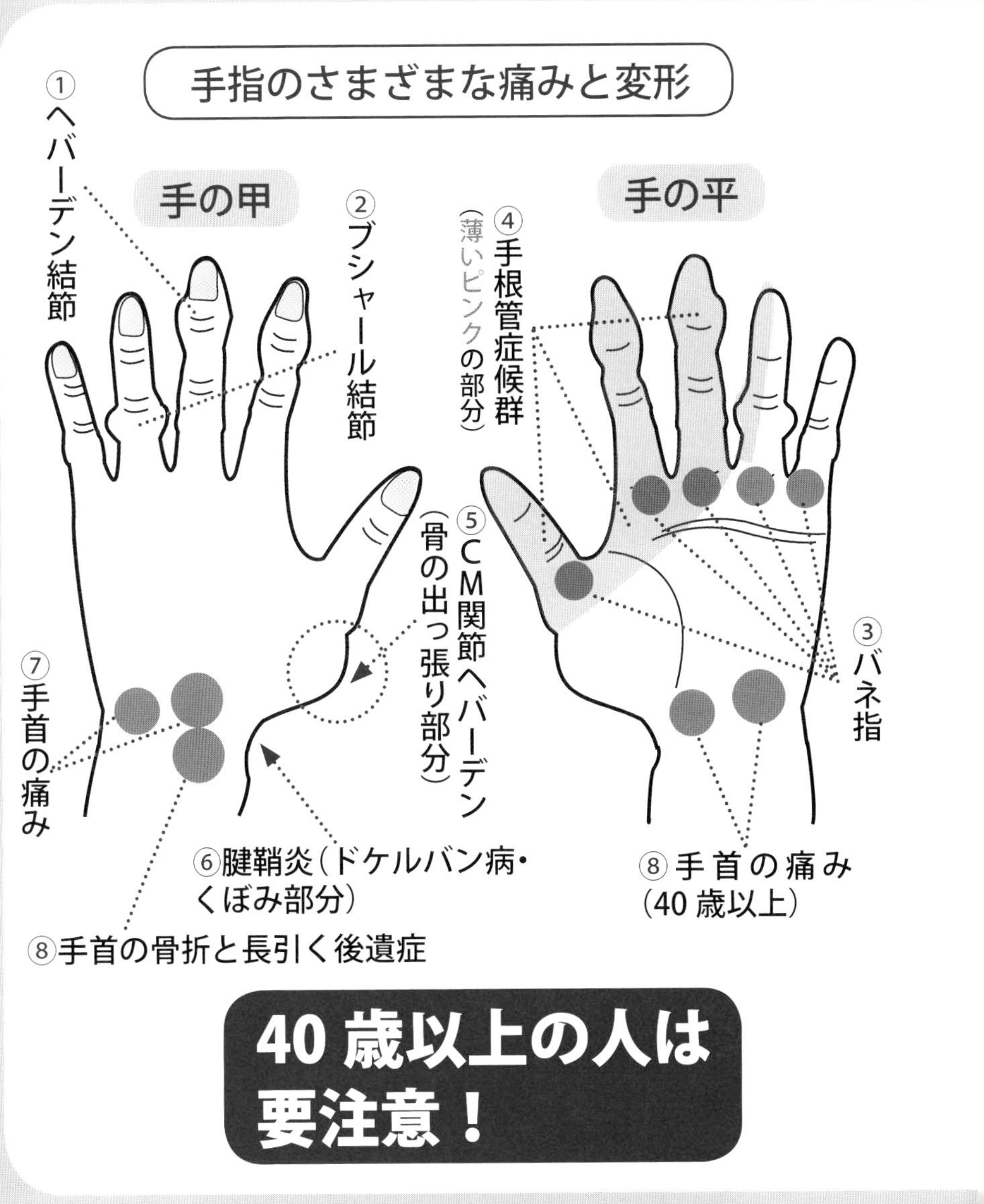
手指のさまざまな痛みと変形
手の甲
手の平
①ヘバーデン結節
②ブシャール結節
③バネ指
④手根管症候群（薄いピンクの部分）
⑤CM関節ヘバーデン（骨の出っ張り部分）
⑥腱鞘炎（ドケルバン病・くぼみ部分）
⑦手首の痛み
⑧手首の骨折と長引く後遺症
⑧手首の痛み（40歳以上）
40歳以上の人は要注意！

## 第一関節が太く変形する「へバーデン結節」

**手の第一関節が太く変形するのがへバーデン結節で、これは世界共通の病気なのです。**

急性（炎症期）の場合は、痛みや腫《は》れがあるのですぐにわかりますが、慢性的に進行、悪化していく場合は痛みがないので気づかないことが多く、たとえ気づいたとしても様子を見るなど、そのまま放置してしまう場合が多いのです。

最初は一本の指から始まり、痛みを我慢しながらだましだまし使い続けていると、10年～15年位で両手の指に同じような変形が起こります。

**悪化させてしまった場合は全部の指が太く変形し、その程度もひどくなり、人の目が気になる、人に見られるのが恥ずかしい、という悩みも出てきます。**

このように悪化させてしまった人の多くは、すでに「CM関節へバーデン」を始め、ひどい外反母趾「足へバーデン」やこれに伴う足のさまざまなトラブルや痛みを抱えています。

これ以外にもひざ、股関節、腰部、背部、頚部、肩関節に変形性関節症による慢性痛を合併しています。

## 自分でできる「ヘバーデン結節」簡単テーピング

手のヘバーデン結節の痛みや炎症、これ以上の変形を防ぐために必要不可欠なのは「90%の固定」です。痛みがあるときが炎症期で変形が進むときなので、この時、第1関節に「90%の固定」をすることが大切。

### 用意するもの

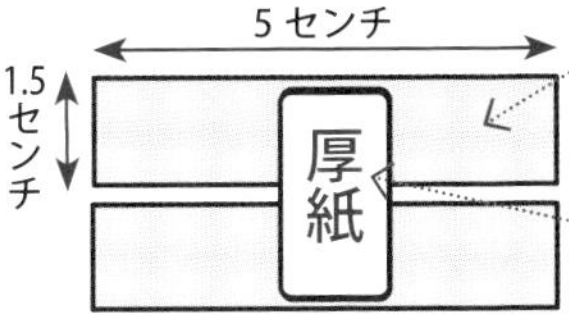


①テープを切って長さ5センチのものを2本用意。
②テープに厚紙をH型に貼って、準備完了。

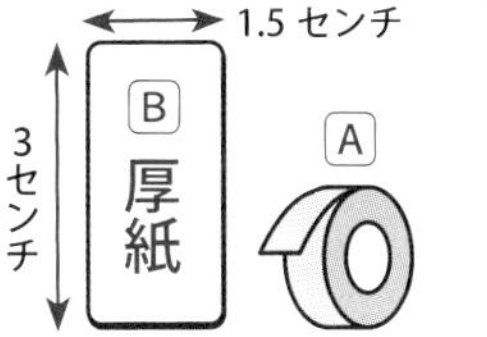


A 幅1.5センチの伸びないサージカルテープ
B 添え木用の厚紙*

＊厚紙…ティッシュの空き箱などを使用

### もっと簡単に自分でできる指先ヘバテープ

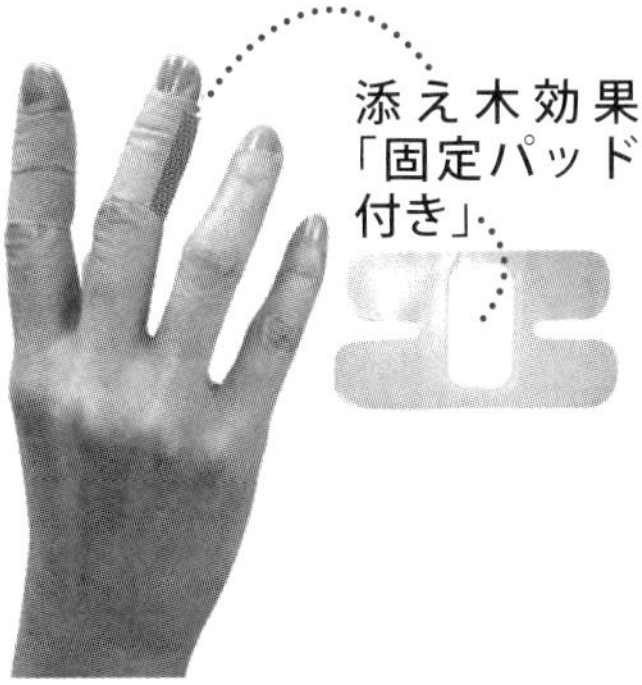


●薄手で複数の指に貼れる
●水仕事もできる

**1**

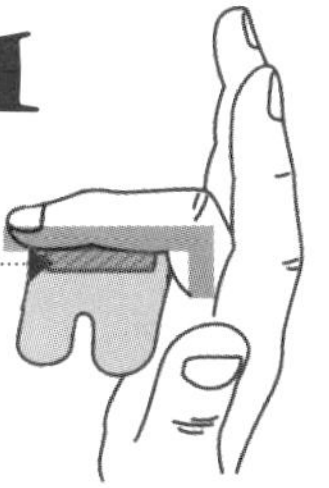

厚紙による添え木効果

第2関節を90度に曲げ、固定力パッドが着いている面を腹側にあて、テープの端を第2関節の付け根に合わせて貼る

**2**

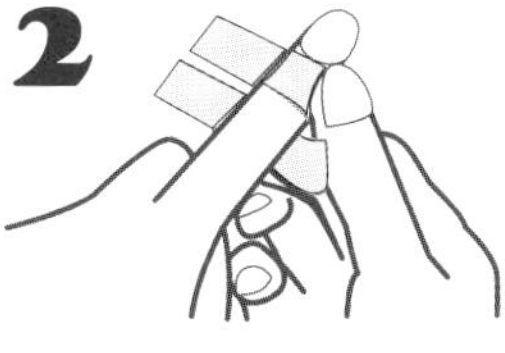

テープが爪にかからないように貼る

**3**

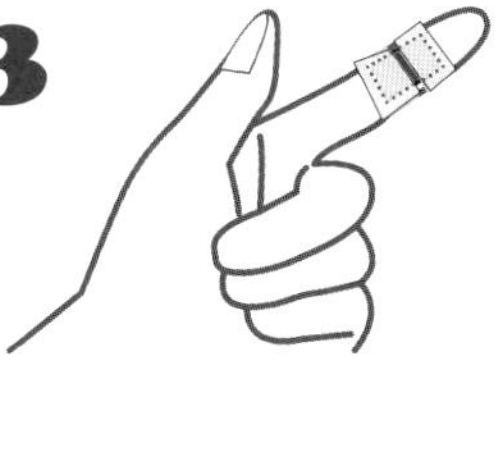

テープは引っ張らないように弱く貼り完成

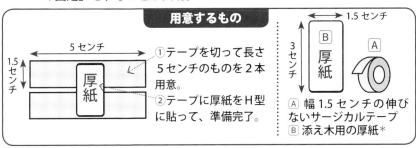

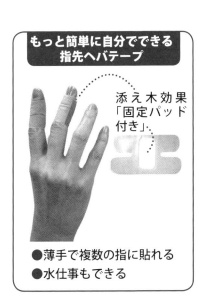

これが世界に共通した患者さんの真実なのです。

見た目から最初は関節リウマチを疑います。血液検査で関節リウマチでないとわかっても「使いすぎ」「歳のせい」などと言われる場合が多く、納得のいく治療法（改善法）がわからず年々悪化させてしまっているパターンがほとんどです。

本書でも繰り返し説明しているようにヘバーデン結節（変形性関節症）は単に手だけの問題ではなく、他の関節へ転移することが問題！なのです。

**新しい情報なので社会に周知されていないため、「90％の固定」をしないままリハビリや対処療法、癒し行為、サプリメントの摂取などがもっともらしく行われているのです。**

手のヘバーデン結節は小さな関節でも全身性（全身に発症）の変形性関節症なのです。ヘバーデン結節は、手の第一関節だけという誤った先入観があるのですが、実際には**全身性である以上、関節リウマチと同じようにさまざまなところに変形や関節破壊が起こります。本書のテーマである「ＣＭ関節へバーデン」もその中のひとつなのです。**

ヘバーデン結節という名前の由来はイギリスの内科医「ウィリアム・ヘバーデン」という人の名前で、この病気を初めて報告したことから正式に「ヘバーデン結節」と呼ばれるようになりました。ヘバーデン結節の患者さんを全身性で見た場合、五百万人以上にのぼると推測しています。

**60歳以降では女性を中心に五人に一人の割合で見られることから、私は「国民病」といっても過言ではないと思っています。なぜなら足やひざ、股関節、腰部、背部、頸部、肩関節に転移し、原因のはっきりしない運動器系の障害（ロコモティブシンドローム）を起こしているという真実があるからです。**この転移が隠れた原因となって「健康寿命」が短く要介護となってしまった人は通常の人の七倍以上に及ぶとも推測しているのです。

**これが高齢期における「快適な老後」と「そうでない老後」の差にもなっているのです。その前段階となる未病のうちに改善することで、健康寿命の延伸と要介護者にならないようにすることの重要さも訴え続けているのです。**

ヘバーデン結節がどうして発症するのか、前述したように今のところ詳しい原因はわかっていません。遺伝や体質説、女性ホルモン（エストロゲン）、膠原病（自己免疫疾患）説があります。

私は「重力とのバランス（ゆがみ・ズレ」による関節内のわずかな炎症や軟骨のすり減りに対し、これを免疫システムが異物として捉え、過剰に攻撃（反応）したことが主な原因と推測し、これを仮説のひとつとしても理解しています。

また逆に、関節内のわずかな炎症や軟骨のすり減りが自己免疫システムを呼び込んでしまうとも、同時に考えています。

**治療法は、変形性関節症である以上、「90％の固定」を優先し、①まず炎症と痛みを止める、②これ以上の変形を防ぐ、③長めの固定で変形を約30％修復する、という考え方が必要です。これは足をはじめひざ、股関節、腰など、どの関節にも共通した改善法なのです。**

**そして、ヘバーデン結節には自分で簡単にできる「専用のヘバテープ」が便利です。**

早期である未病のうちに「90％の固定」をし、炎症物質（抗体）が血液やリンパ液に乗って他の関節へ転移しないよう予防することが大切です。

詳しくは「あなたの指先、変形していませんか？」「ヘバーデン結節、足やひざにも起きていませんか？」（共に自由国民社）を参考にしてください。

## 第二関節が太く変形する「ブシャール結節」

「ブシャール結節」とは、手の第二関節（ＰＩＰ）が太く変形する症状です。主に中指や薬指の第二関節に多く見られる変形性関節症のひとつです。

急性期（炎症期）では手を使った時、痛みや腫れとともに太く変形し、物がつかみにくくなってきます。

## 自分でできる「ブシャール結節」簡単テーピング

「ブシャール結節」は手の第2関節が太く変形するため、添え木固定を多めに行います。痛みや腫れのある時こそ、「90%の固定」をし、変形を最小限にくい止めることが大切。

### 用意するもの

これを2セット準備

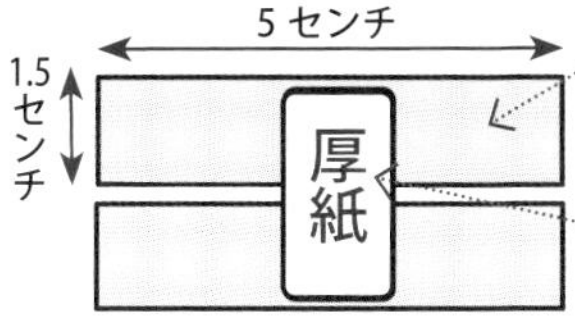


①テープを切って長さ5センチのものを2セット用意。
②テープに厚紙をH型に貼って、準備完了。

×2セット

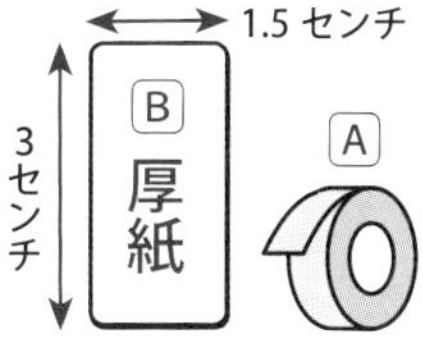


A 幅1.5センチの伸びないサージカルテープ
B 添え木用の厚紙＊

＊厚紙…ティッシュの空き箱などを使用

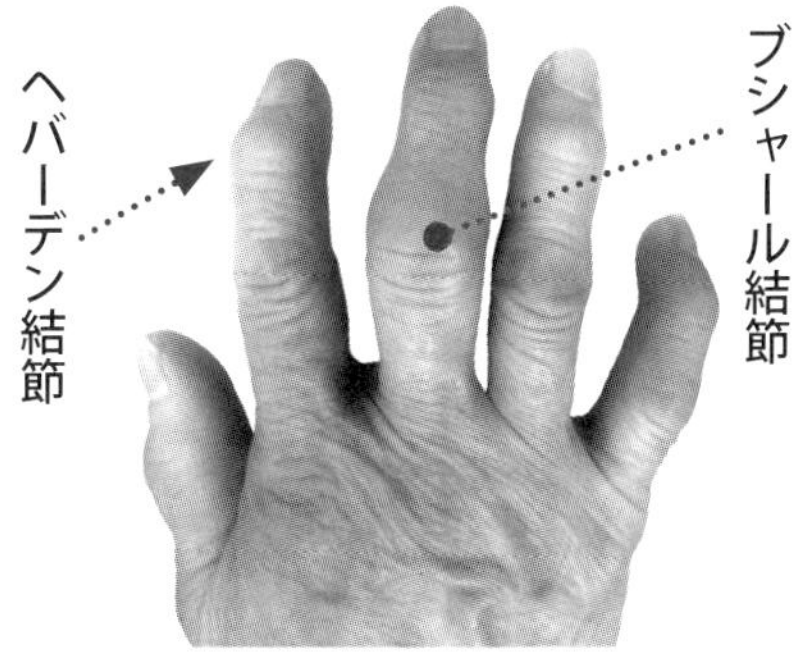


**1**

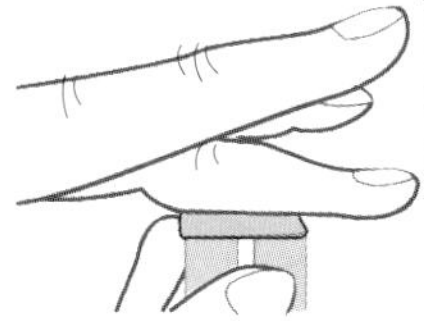

1枚目のテープを、添え木（厚紙）が指の腹側の第二関節の真ん中にくるように指にあてる

**2**

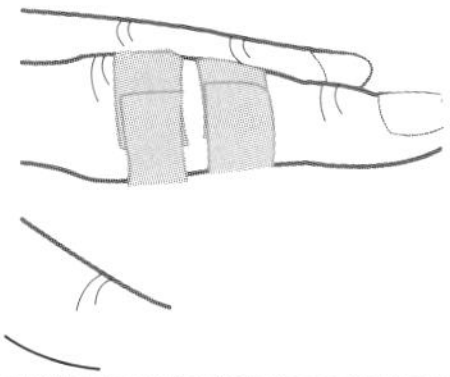

テープは引っ張らないようにするのがポイント

**3**

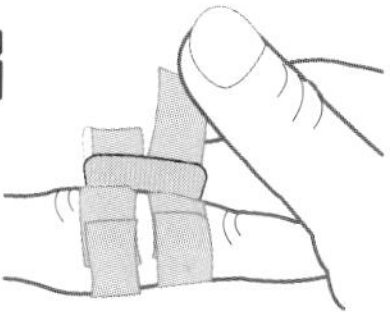

2枚目のテープは、1枚目のテープに重ねて貼る。添え木（厚紙）が第二関節の背側（1枚目の反対側）にくるように貼り、完成

### もっと簡単に自分でできる第二関節用テープ

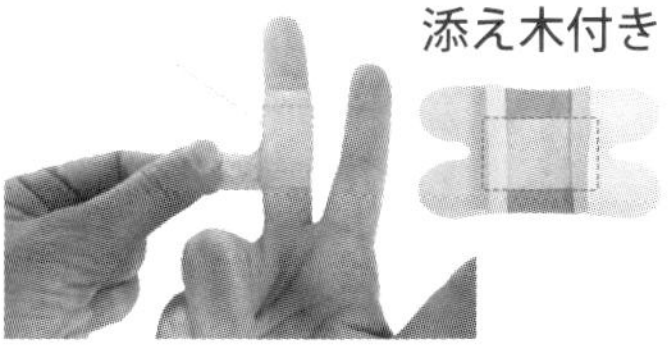

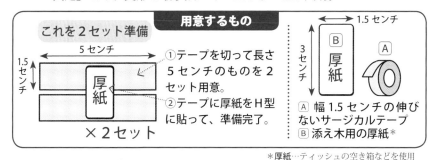

慢性的に進行していく場合は痛みもなく、気づかないまま進行し、太く変形してから気づく場合が多いようです。**いずれも太く変形すると指輪が抜けなくなるので、早目の治療が必要です。**

ヘバーデン結節（変形性関節症）の合併症状のひとつとして、「CM関節ヘバーデン」やブシャール結節が見られます。なかにはブシャール結節だけの人もいますが、足を見るとひどい外反母趾「足ヘバーデン」を合併している人も多くいます。

関節リウマチでも起こりますが、一般的には「ブシャール結節」と呼ばれています。関節リウマチより、ヘバーデン結節や「CM関節ヘバーデン」「足ヘバーデン」と合併している割合が多く見られます。

このことからも転移または転移仮説と表現しているのです。

急性期（炎症期）にあるブシャール結節の場合は、指の内側（手掌、手の平）側に小さい添え木（厚紙）を当て、包帯やテープなどで「90％の固定」を行います。痛みと炎症を止め、それ以上の変形、悪化を防ぐことが必要です。

**自分で簡単に行うには、ヘバーデン結節専用のテープを二枚使い、上下から挟《はさ》むように固定すると続けられます。**

痛みがあるのに手を使い続けると悪化するので、痛みや腫れのある時こそ「90％の固定」をし、変形を最小限にくい止めるのです。

すでに変形が進行し、現在痛みがまったくない場合には炎症に伴う進行が止まっているので、そのまま使い続け、経過を見るしかありません。

痛みがないのに治療や固定をすることのほうがかえって苦痛になります。

## 手指の痛みや〝引っかかり〟は「バネ指」

朝方や午前中、手指を曲げたり伸ばした時に軽い痛みとともに何か引っかかる感じがする、午後になると楽になる。これは「バネ指」の初期症状です。

進行すると曲がったまま動かなくなり、反対の手で伸ばすときカクンというバネのような感じで伸びるようになります。

どこが問題かと言うと、指の付け根の肥厚した部分です。これは指の付け根にある腱が肥厚した、腱鞘《けんしょう》という「さや」の中で動きが引っかかり妨げられた状態です。

一般的には使いすぎが原因ですが、40歳以降の女性に多い「バネ指」はヘバーデン結節を合併している場合が多いので、この関係性を疑う必要があります。ただの使い過ぎとし

## バネ指の特徴

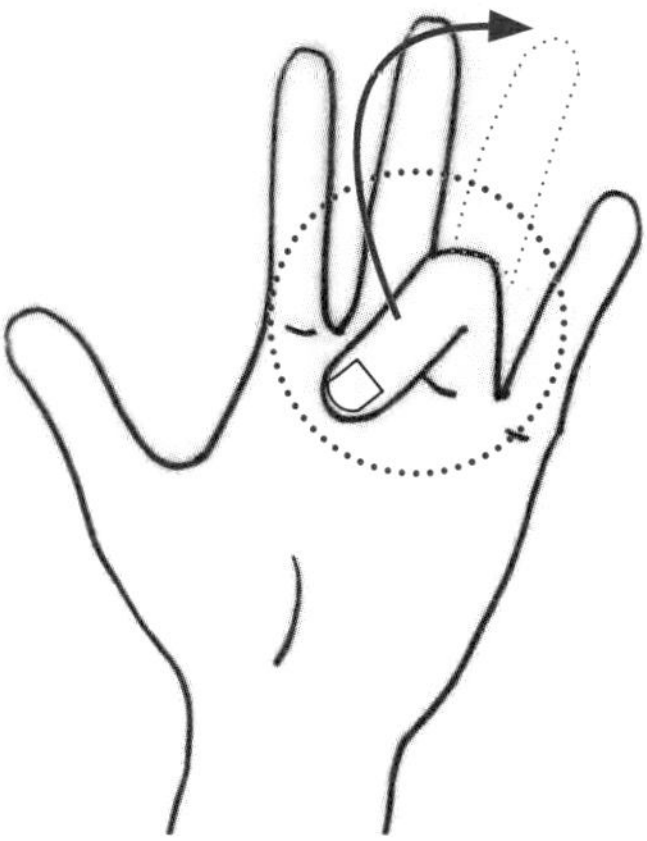
●伸ばす時、カクンとバネのように跳ねる

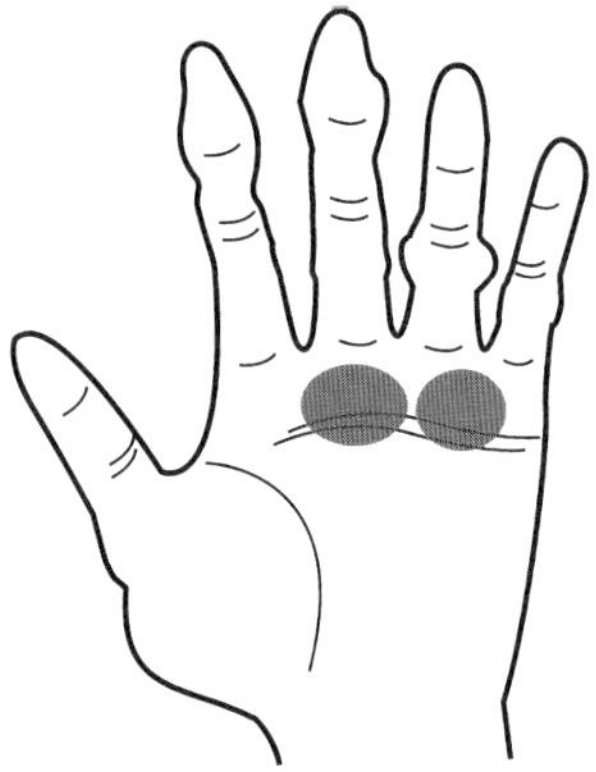
●指の付け根の肥厚
●押すと痛む（●部分）

たのでは説明がつかないのです。

なぜなら、手を何倍も多く使っている人でも「バネ指」にならない人もいるからです。

**ヘバーデン結節は軟骨以外、腱や腱鞘にも転移すると考えると疑問や矛盾なく理解できます。ここが重要なところです。**

若い人のバネ指は親指に多く見られ、40歳以降でヘバーデン結節がある人のバネ指は、中指や薬指に多く見られますが、小指に起こる人もいます。

「バネ指」の名はかなり知られてきました。

しかし、「バネ指」になる人とな

らない人との「差」がヘバーデン結節の転移にあると推測している専門家は少ないようです（若い人の単なる使い過ぎや関節リウマチとも区別しています）。

改善するには手指をできるだけ使わないように気を配ったり、指の付け根を入浴時に揉みほぐすことを続けていると多くの場合、一～二年で自然によくなってきます。症状がひどい場合は、手術したほうが治りが早いと言われているので専門医の受診が必要です。

## 手の指先の痛みとしびれは「手根管症候群」

40歳以上の女性で「手根管症候群《しゅこんかんしょうこうぐん》」と診断され経過が思わしくなく、後療法《こうりょうほう》の依頼で転療してきた患者さんを調査すると、そのほとんどにヘバーデン結節との合併が見られました。

これもヘバーデン結節との関係性（転移仮説）を否定できません。

開業以来50年、その関係性を何回も経験してきた結果、関節リウマチや特別な病気・外傷がない場合はヘバーデン結節の転移が疑われることがわかったのです。

症状は、親指から薬指にかけて痛みやしびれがあり、感覚は鈍くなっています。

悪化させてしまった人は、正中神経《せいちゅうしんけい》が圧迫され親指の付け根にある筋肉のふくらみがやせ衰え、親指と人差し指を丸めてつまむことがうまくできなくなります。

**これは、手根骨にヘバーデン結節（変形性関節症）が転移したことが考えられますが、このことは一般的には気づかれていません。**

手関節の掌側（手の平側）から手根骨を強く押すと、親指から薬指にかけて痛みがあり、また手関節を手の平側に強く屈曲したり、逆の手の甲側に強く曲げると同じように痛みやしびれが増します。

**肘や肩には症状がなく、また頸椎の異常による神経マヒがない場合には、頸椎より手のヘバーデン結節（変形性関節症）が、手の甲部にある手根骨に転移したことが考えられます（これも新説です）**。

初期の未病のうちは手の平側を副子（添え木効果）で支える「90％の固定」をすることで正中神経の圧迫を取り除きます。

悪化させた場合は約一年間の固定期間で骨棘《こつきょく》（骨のとげ）変形した過剰仮骨（余分に出っ張った骨）が吸収されて改善が見られますが、変形による正中神経マヒが著しい場合は改善しないことが多いので、早めに専門医の受診が必要となります。

## 手首の骨折と長引く後遺症

開業して50年の治療経験の中で、はっきり言っておかなければならないことがあります。60〜70歳に多い手首の骨折（コーレス骨折）をしても二〜三ヵ月位で順調に治癒する人と、反対に手首が動かないなどの運動制限（拘縮）などの後遺症が一年以上続き、思っていたように回復しない人とに分かれます。

この「差」は当然、損傷の程度やうまく整復できたかどうかに関係してきますが、たとえうまく整復できていたり、適切な手術を受けたにもかかわらず、後遺症が残ってしまう人も多くいます。

**同じ手首の骨折（コーレス骨折）で同じような治療（処置）を受けた場合であっても、順調に治癒する人と何年も後遺症を残してしまう人との「差」は、何回も言いますが「ヘバーデン結節（変形性関節症）の有無にあるのです。**

もともと、ヘバーデン結節（変形性関節症）や「CM関節ヘバーデン」がある人は骨折した骨や軟骨を免疫細胞のシステムが「異物」とみなし過剰に攻撃してしまい、より炎症を長引かせてしまいます（転移仮説のひとつ）。

炎症が長引くとそれだけ損傷度が増してしまい、骨棘（骨のとげ）や過剰仮骨（余分な骨）が多く出て変形を大きくしてしまいます。これが手首が動かしにくくなったり、運動可動域が制限されるなどの後遺症を残してしまう原因なのです。このことから、ヘバーデン結節（変形性関節症）のある人は、長めの固定が必要な事がわかります。

その理由は、骨棘（骨のとげ）や過剰仮骨（余分な骨）を最小限に抑えるためです。

ヘバーデン結節（変形性関節症）がない人と同じように固定を早めに外してしまうと、まだ炎症が残っているためにリハビリや日常生活で多く手を使うことになり、さらに悪化させ、それだけ後遺症を長く残すことになってしまいます。

**ヘバーデン結節（変形性関節症）のある人は炎症が落ち着くか、止まったかを判断してから固定を外すのが望ましいのですが、患者本人にはわかりづらいので固定を長めにすることが重要です。**

**「長めの固定で固まってしまう」「動かなくなってしまう」ということを心配するより、長めの固定で骨棘（骨のとげ）や過剰仮骨（余分な骨）をできるだけ最小限で食い止めるということのほうが優先なのです。**

なぜなら、私の長年の治療経験から骨棘（骨のとげ）や過剰仮骨（余分な骨）を最小限に食い止めた状態で固定を外した場合のほうが後遺症が少なく、日常の生活に早く戻れるからです。

つまり、**へバーデン結節（変形性関節症）がある人は、早めのリハビリより長めの固定が優先という考えが必要です。へバーデン結節（変形性関節症）の人が固定を早く外すぎたために、かえって後遺症に悩んでいるという人を多く見てきました。**

**同じ骨折であっても早く治る人と長引く人との差は、へバーデン結節（変形性関節症）の有無から判断すべきなのです。**

## 40歳以降の手首の慢性的な痛み

40歳以降の女性で手首に慢性的な痛みが続いている、手首を動かした時や手の平を突き体重を支えた時に痛い、手首を回した時に音がする、自分でも手首の関節が緩んでいるように感じる、最近は握力も弱くなってきたという人が増えています。これは関節リウマチでも起こります。このような症状が進行すると運動可動域が制限されてきます。

同じように手を使う仕事はしているが、原因がはっきりしない、以前怪我をした覚えもないという場合が多い一方で、同じパートの仲間はもっと多く手を使っていても痛くならないと言っています。

## ヘバーデン結節がある人は、固定をしないと「手首骨折」の後遺症や手首の痛みが長引きます！

### 手首の骨折

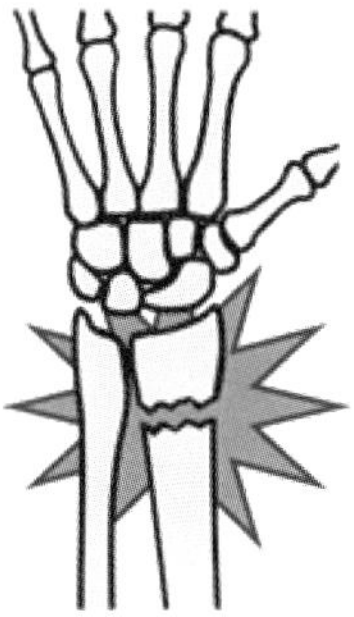

ヘバーデン結節があると、長引く後遺症（運動制限が残る）

### 注意！

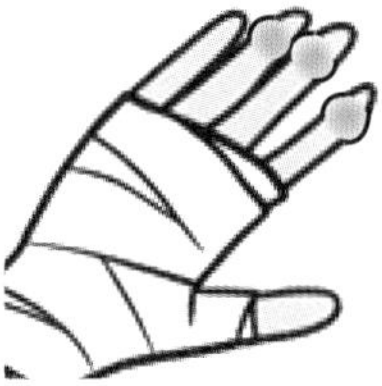

●ヘバーデン結節のある人は〝長めの固定〟が最優先！

●固定を早く外しすぎると、過剰仮骨による運動制限などの後遺症が残る！

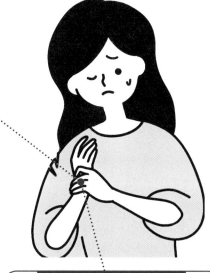

### ４０歳以降の慢性的な手首の痛み

手で体重を支える時に痛い、手首を回すと音がするなど

### カサハラ式 ヘバーデン結節の〝全身性〟を見分ける３つのチェック法

☑ ひとつでもあてはまれば可能性あり

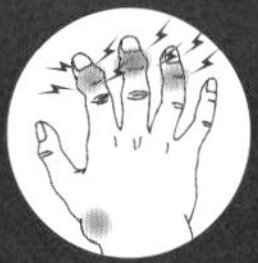

【ヘバーデン結節】指先の変形

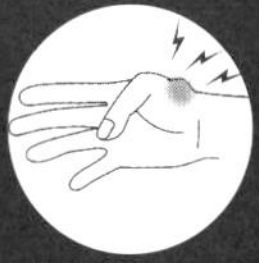

【CM関節ヘバーデン】出っ張りと痛み

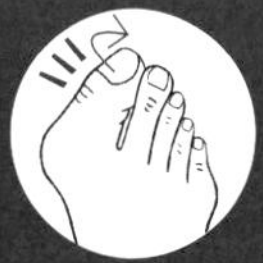

【足ヘバーデン】親指のねじれ

原因のはっきりしない慢性的な手関節の痛みなので様子を見る人や、最初に接骨院に行って、ひどくなってから整形外科に行くという人も多くいます。

そうすると、関節リウマチではないと診断される場合が多いようです。

これはヘバーデン結節が原因となる変形性関節症が起こり、骨棘（骨のとげ）や関節内の手根骨の変形により、隙間が狭くなった状態です。

このような症状を訴える40歳代以降の女性を調べると、ヘバーデン結節や「CM関節ヘバーデン」あるいはひどい外反母趾「足ヘバーデン」を合併しているか、そのうちのどれかが見られる場合がほとんどです。この関係性からヘバーデン結節（変形性関節症）の全身性による転移が疑われます。

手首の痛みを改善するには、ヘバーデン結節が原因の場合も、また関節リウマチが原因であっても厚紙副子などを使って「90％の固定」を行い、余分に出っ張った過剰仮骨を吸収させることが優先です。

手関節を完全に固定すると日常生活に支障があるほか、手首をかばったため今度はその分肩関節で負担を受けることになり、五十肩（肩関節ヘバーデン）を併発してしまう人も多くいます。ヘバーデン結節（変形性関節症）のある人は、このことにも注意が必要なので専門医の受診が必要です。

# 第4章

# 「ヘバーデン結節」が関係する 40歳からの「足」の痛みと変形

# 世界中の人に共通した足の痛み

40歳以降で足に痛みを感じたら、最初に「足へバーデン」を疑うのです。なぜなら、世界中の人たちが同じように悩んでいるからです。

「手」の第一関節が太く変形するへバーデン結節（変形性関節症）が遠く離れた「足」に転移し、ひどい外反母趾「仮称：足へバーデン」が隠れた原因になっているからです。

「手」と「足」は遠い位置にあるため、転移やその関係性を理解するのに時間がかかっているのです。そのため、健康不利益を被っている人たちが世界的に多く見られます。

また、へバーデン結節は「手」より先に「足」から発症する場合もあるのでわかりづらいと言えます。実は40歳以降の女性で「足のさまざまな痛み」で専門医を訪ねる人のほとんどが「足へバーデン」であり、それに伴う関連痛だったのです。男性にも一～二割くらい見られますが、これも新しい発見であり、世界的にも見落とされています。

「カサハラ式転移を見分ける三つのチェック法」（次頁下）で、まず確認してみてください。

私は柔道整復師であり足の研究家として、「足と健康との関係」を追究して五十年、その中で重力を中心に解明した「重力とのバランス医療」と「へバーデン結節の全身性」を各関節ごとに解明し、その真実を世界に向けて発信しています。

## 足に〝転移〟するヘバーデン結節

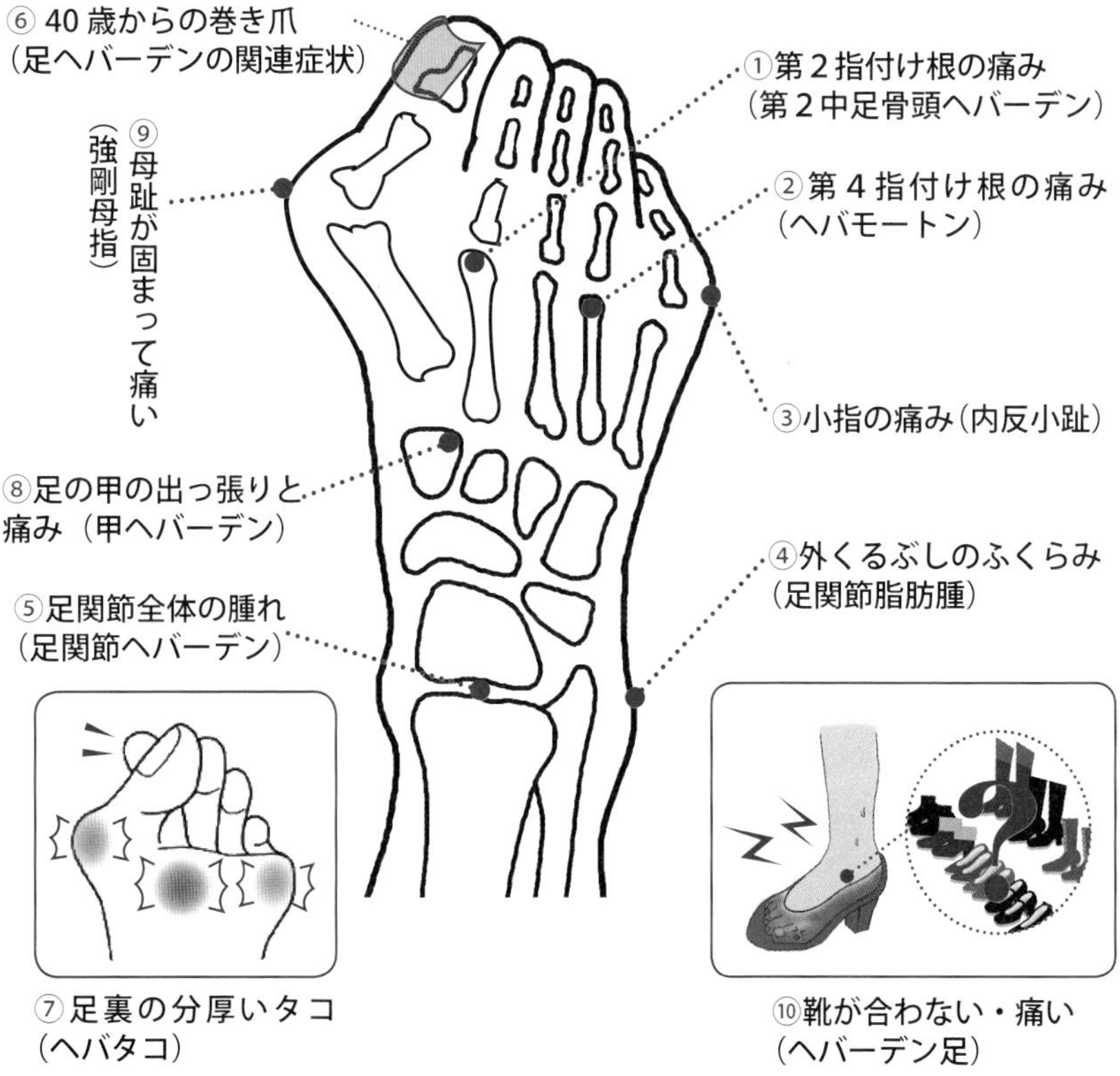


**カサハラ式**
**ヘバーデン結節の〝全身性〟を見分ける3つのチェック法**

☑ ひとつでもあてはまれば可能性あり

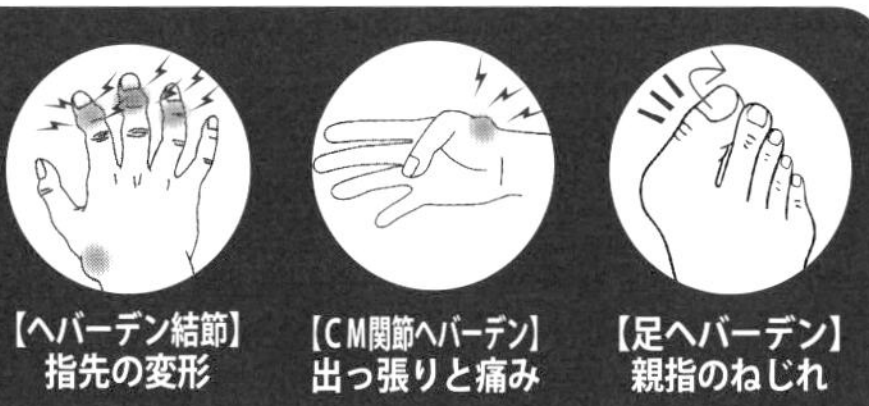

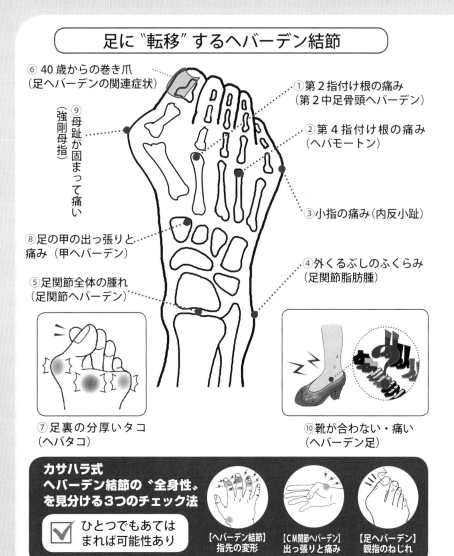

## 40歳からの外反母趾は「足ヘバーデン」

私は五十年以上に渡る治療経験から、「足の痛み」には三つの間違いが存在すると考えています。

第一の間違いは、「40歳からのひどい外反母趾」を「一般的な軽い外反母趾」と思い込み、手のヘバーデン結節が遠くの足に転移した「仮称：足ヘバーデン」（以下「足ヘバーデン」）による（変形性中足指節関節症（炎））ということに気づいていないことです。

第二の間違いは、ヘバーデン結節は手だけに起こるという先入観で、実際には手だけではなく先に足やひざ、股関節、腰、背部、首、肩関節から始まる場合も多くあるということ。

第三の間違いは、男性や子どもに見られるひどい外反母趾も「足ヘバーデン」による変形ですが、これも知られていないため、間違った治療が行われて症状が改善されず悩んでいる人が多くいるということです。

**一般的な軽い外反母趾と、ヘバーデン結節が足に転移した「足ヘバーデン」とが区別されずに悪化させてしまっています。こんなことが世界中で起きています。**

当院の調査では60歳以降の女性では、五人に一人の割合で見られ、他の関節にもさまざまな痛みや不調を発症しています。

「足と健康との関係」「ヘバーデン結節の全身性」「90％の固定で改善」を知ることが根本的な治療をする上で大切です。なお、「足ヘバーデン」の改善法や保存的足健療法《あしけんりょうほう》など詳しい治療法については、近著「40歳からの外反母趾は足ヘバーデンだった！」（自由国民社）のP13をご参照ください。

### ４０歳からのひどい外反母趾は「足ヘバーデン」！その特徴を自分でチェック！

- ●急性期（炎症期）に痛む
- ●左右で変形が異なり、横幅や足の大きさも異なる
- ●指先の動きが悪く、固まっていて踏ん張って歩けない
- ●親指の付け根の骨（母指球部）が太く厚くなっている

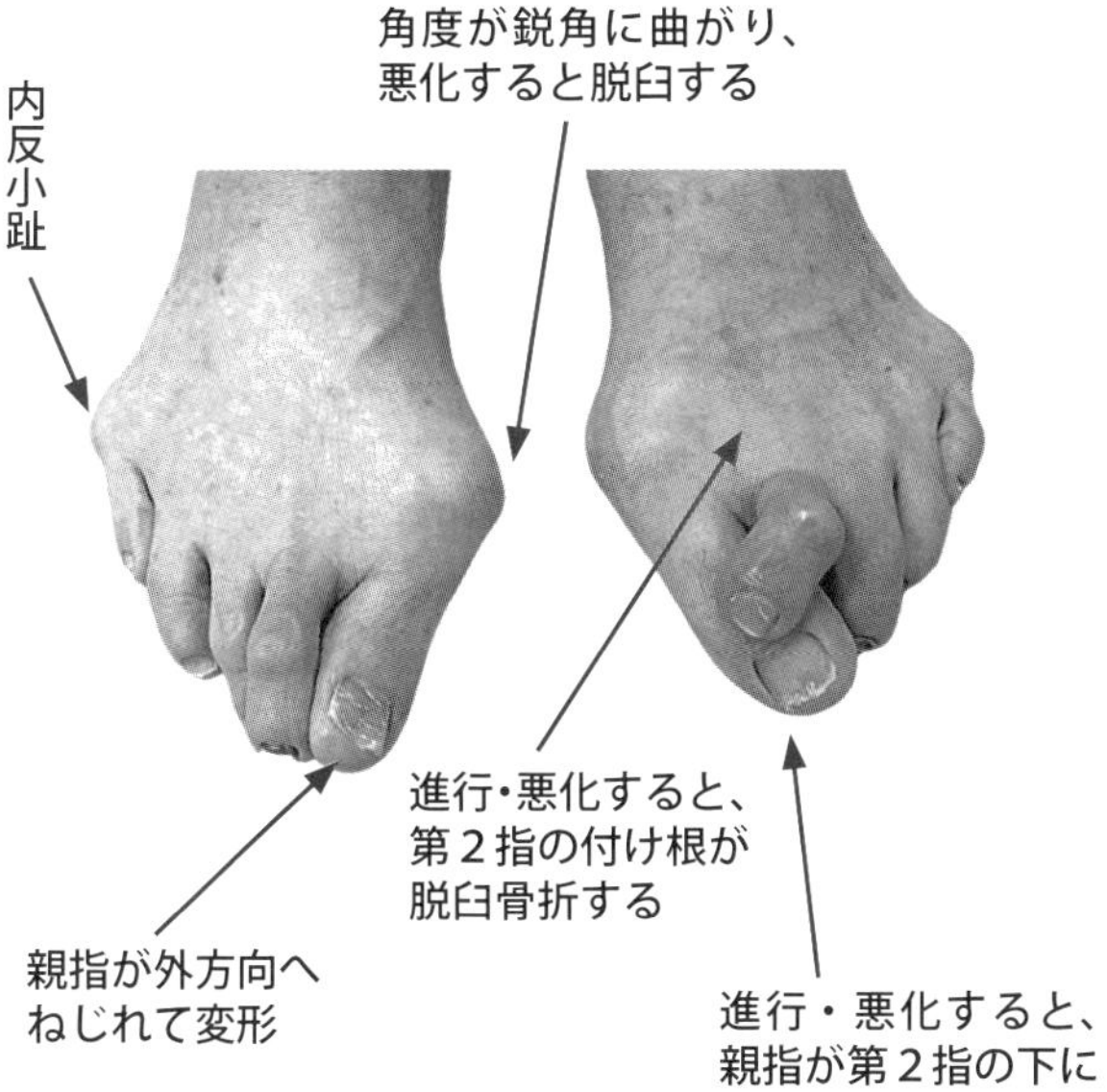
進行・悪化すると、親指が第２指の下に入り込んでいる

# 世界共通！足のさまざまな痛み

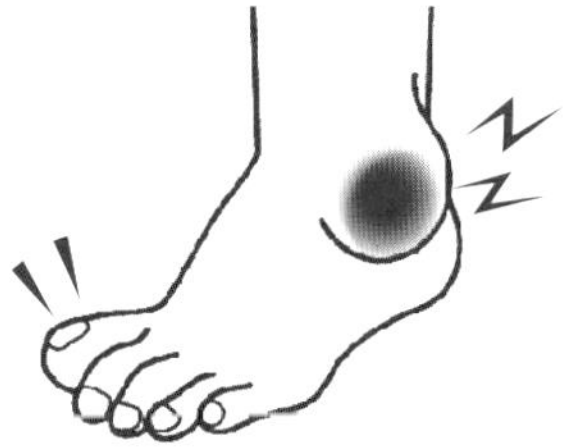

外くるぶしのふくらみ
（足関節脂肪腫）

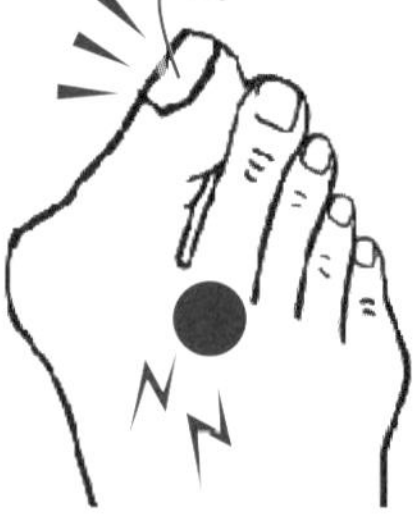

第２指の付け根の痛み（仮称：
第２中足骨頭ヘバーデン）

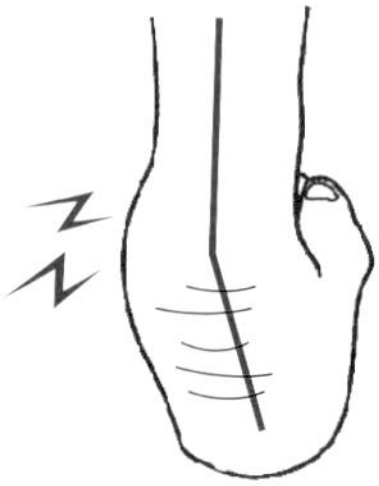

足関節全体の腫れ
（仮称：足関節ヘバーデン）

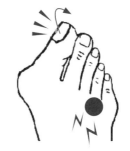

第４指の付け根の痛み
（仮称：ヘバモートン）

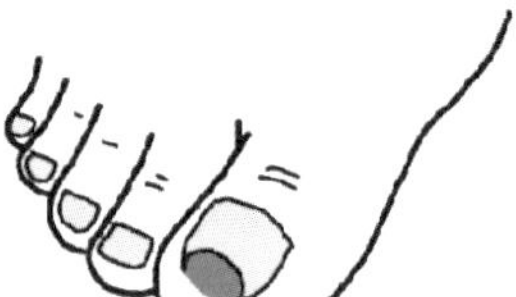

40 歳からの巻き爪
（足ヘバーデンの関連症状）

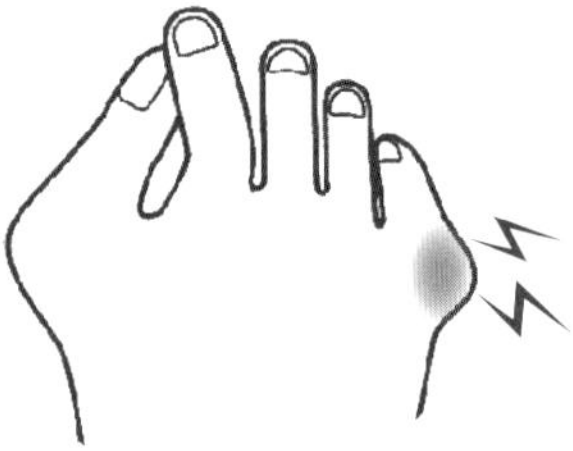

小指の痛み（内反小趾）

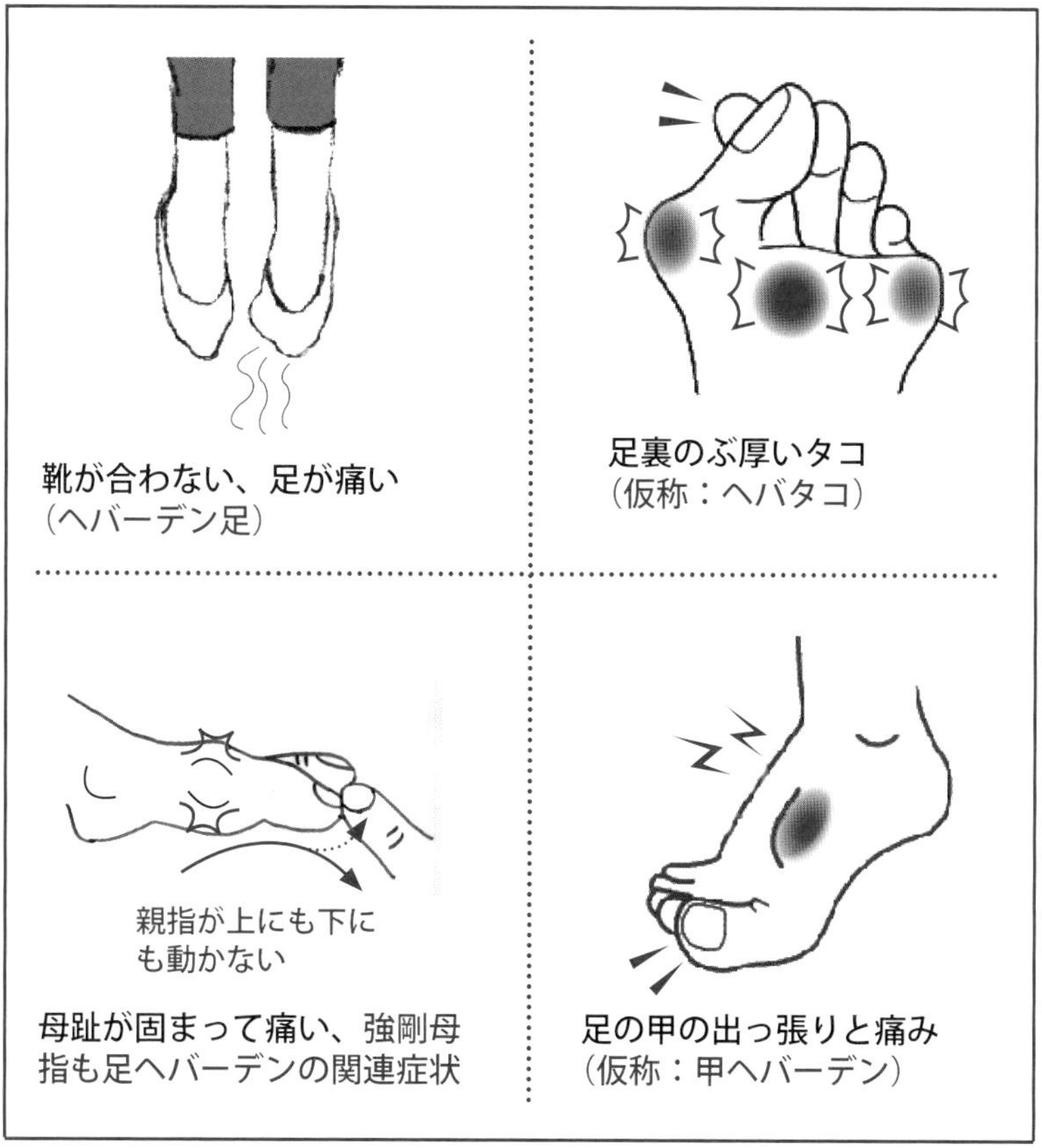
靴が合わない、足が痛い
（ヘバーデン足）
足裏のぶ厚いタコ
（仮称：ヘバタコ）
親指が上にも下にも動かない
母趾が固まって痛い、強剛母指も足ヘバーデンの関連症状
足の甲の出っ張りと痛み
（仮称：甲ヘバーデン）

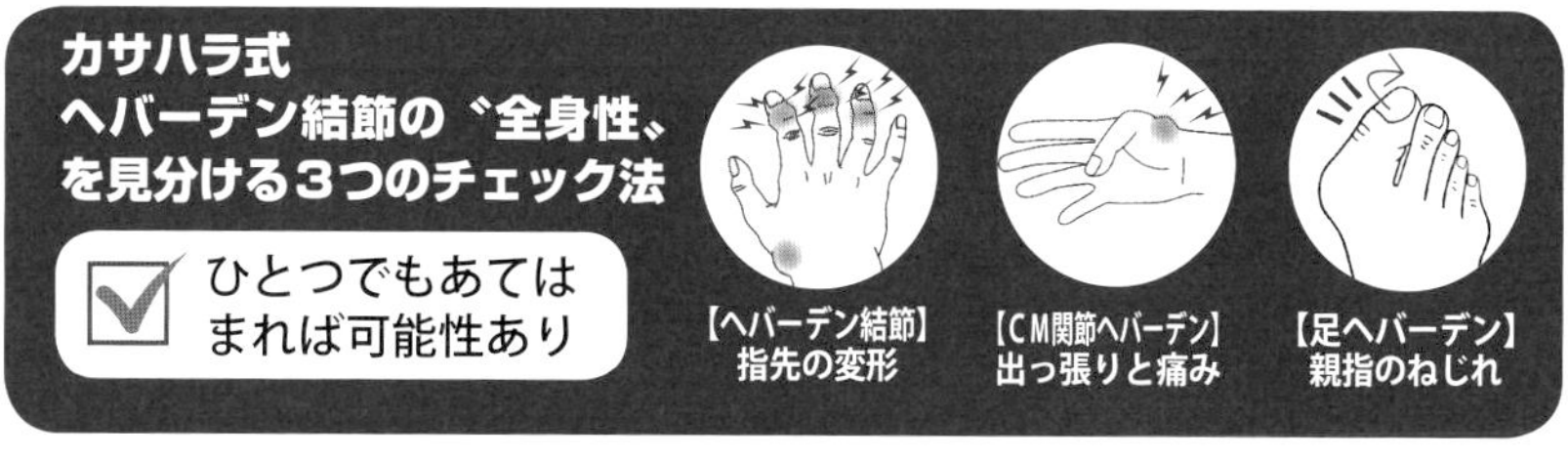
カサハラ式
ヘバーデン結節の〝全身性〟を見分ける３つのチェック法
ひとつでもあてはまれば可能性あり
【ヘバーデン結節】
指先の変形
【CM関節ヘバーデン】
出っ張りと痛み
【足ヘバーデン】
親指のねじれ

## 足の第二指の付け根が痛い「第二中足骨頭ヘバーデン」

**「足へバーデン」の関連症状で一番多いのが第二指付け根の痛みです。**

一般的には、思春期の女子に多く見られる「フライバーグ病」や「第二ケーラ病」が言われていますが、これらとは異なる症状です。まず、最初にへバーデン結節の有無を確認してください。**第二指の付け根に痛みを感じている人は次第に炎症に伴う熱感や腫れも出てきて、歩くたびにズキーンとした激痛が走るようになります。**これは第二指の付け根（第二中足骨頭部）にへバーデン結節（変形性関節症）が起こり、中の骨に変形や疲労骨折が起きた「仮称：第二中足骨頭へバーデン」（以下「第二中足骨頭へバーデン」）なのです。

早期の場合はX線像には異常が現れず見逃されてしまうことが多く、悪化させてから初めて骨の異常や「脱臼骨折」として確認される場合が多いのです。自分で確認する方法は、第二指の付け根を上下から強くつまんでみると激痛とともに、骨の肥厚（骨が太くなった状態）を確認できるのですぐにわかります。また、それと同時に反対側も同じように強くつまんでみることで、患側《かんそく》（痛む側）と健側《けんそく》（痛まない側）に大きな違いも確認することができます。第二指付け根の足裏側に分厚いタコができていたり、皮膚が厚くなっている

場合もあります。（↓詳細は「40歳からの外反母趾は足ヘバーデンだった！」P53参照）

## 足の第四指の付け根が痛い「ヘバモートン」

**通常のモートン病は神経腫（神経のコブ）が原因ですが、それとは別に軟骨の変形が原因となる「仮称：ヘバモートン」（以下「ヘバモートン」）と区別することが大切です。**

一般的なモートン病は、横中足指節関節（指の付け根）を手で左右から強く挟んだ時、指先にかけて痛みやしびれ感などの神経症状があります。

「ヘバモートン」の場合は、第四指の付け根を上下から手で強くつまむと一点にだけ限局性の圧痛があり、神経症状はありません。これはヘバーデン結節が第四指の付け根に転移し、小さな変形性関節症（炎）を起こしているのです。

「ヘバモートン」は外反母趾や浮き指、扁平足とともにひどい外反母趾「足ヘバーデン」のある人に集中して見られます。

指の付け根にある横中足指節関節が変形して逆アーチ（舟底型）になり、第四指の付け根を地面に多く打ちつけ、そこへヘバーデン結節が転移したことが原因と考えられています。（↓詳細は「40歳からの外反母趾は足ヘバーデンだった！」P57参照）

## 小指が痛くなる「内反小趾」

小指が痛む「内反小趾」は、若い人から高齢者まで幅広く見られます。若い人では外反母趾や浮き指とともに横アーチが緩んだため、小指が内側に曲がっています。歩く時、小指が靴の中で圧迫され、その付け根に痛みやタコができるようになってきます。また、小指が圧迫され続けたため爪が小さく委縮している人も多くいます。

さらに圧迫が続くと小指の爪が第四指に当たり、その当たった部分にタコができ、歩くたびに痛みが出てきます。

ここまでが一般的な「内反小趾」による痛みなのですが、これに40歳以降では「足ヘバーデン」が加わると足先が変形したまま固まってしまい、動かなくなるのでより強く当たることによって、ひどい症状が現れてきます。

特に小指の外側や裏側に分厚いタコ（仮称：ヘバタコ）ができ、歩く時このタコが異物となり激痛がするようになります。（→詳細は「40歳からの外反母趾は足ヘバーデンだった！」Ｐ80参照）

## 外くるぶしのふくらみ（足関節脂肪腫）

外くるぶし周辺にゴルフボール半分くらいの大きさのふくらみができるのを「足関節脂肪腫《そっかんせつしぼうしゅ》」と言います。人によっては二倍くらいの大きさになります。初期では痛みを伴うことがありますが、慢性的に進行していく場合はあまり痛みを感じません。歩き過ぎて足首に疲れが溜まってくるとふくらみが大きくなり、痛みを伴いますが、安静状態にしているとふくらみが小さくなって痛みが楽になるのが特徴です。

この症状も、ヘバーデン結節が関係しているのです。

「足ヘバーデン」で足先が変形したまま固まっているため、歩行時に足先が外方向へ必要以上に流れる「ねじれ歩行」を無意識の中で繰り返してしまいます。この時、足関節をはさんで上下で相反するねじれのストレスが起こっているのです。

体重が集中したり、過剰な衝撃波やねじれ波から足関節を守ろうとして「足関節脂肪腫」が起こります。ねじれ歩行に加え、体重が集中する側の足に重力の負担が繰り返されてしまうためです。

この時、防御反応としてこれ以上の変形や損傷を防ぐため、潤滑機能のある滑液を出して、軟骨のすり減りや変形から守ろうとして、滑液が表面まではみ出してきてふくらんだ状態なのです。(→詳細は「40歳からの外反母趾は足ヘバーデンだった!」P66参照)

## 「足関節全体が腫れて痛い(足関節ヘバーデン)」は重症化する

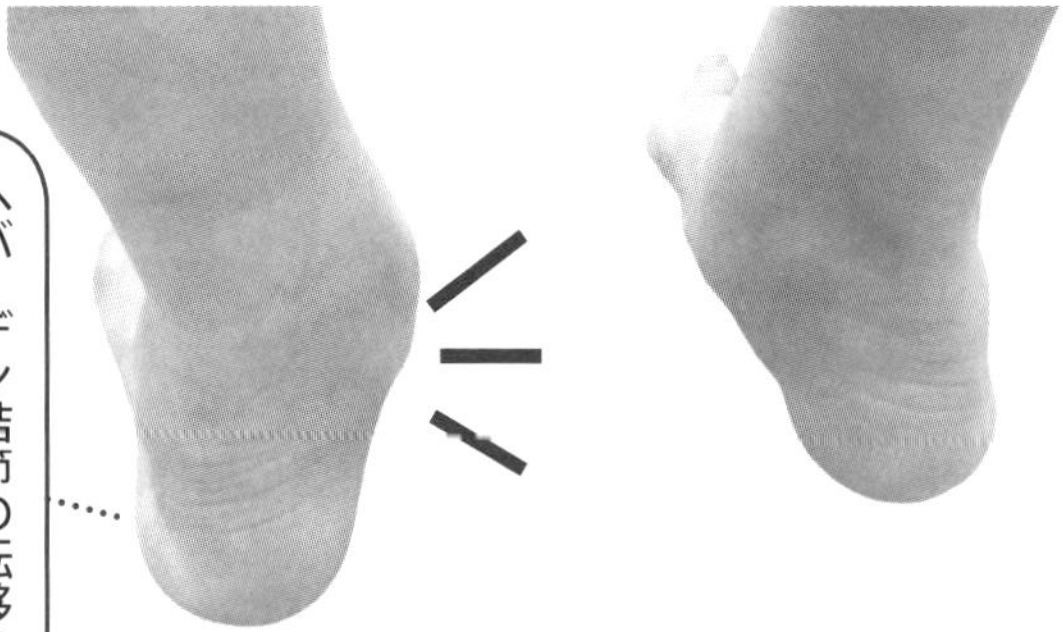
ヘバーデン結節の転移を見分ける3つの項目でチェック(P67参照)

「足関節ヘバーデン」があると重症化する。他の関節にも変形性の関節症を発症している場合がほとんど。

足関節にヘバーデン結節(変形性関節症)が転移、または足関節から始まった変形性関節症を「仮称:足関節ヘバーデン」(以下「足関節ヘバーデン」)と呼びます。

重症化しやすく、他の関節にも変形性の関節症を発症している場合がほとんどです。**足関節が腫れて痛い場合は、重症化するので思い当たる人は要注意です。**

足関節にヘバーデン結節(変形性関節症(炎))が転移した場合、中の骨が変形し、骨《こっ》棘《きょく》(骨のトゲ)が出てきて関節の隙間が狭くなる、「関節裂隙《かんせつれつげき》の狭小化《きょうしょうか》」が起こります。軽い捻挫を繰り返すことで年々重症化していき、足関節のゆがみ（外反足）とともに「足関節亜脱臼」まで進行・悪化してしまい、足裏の不安定に伴って歩行も困難になります。**正しい治療法「90％の固定」がされないと一生治らない場合が多くあり、そこから健康寿命を短くしてしまいます。**

足関節の変形、ゆがみ（ズレ）は運動可動域が制限され固まってしまうので、正座ができなくなり日常生活に大きな支障をきたします。**いまだに「足関節へバーデン」の真実が医学的にも理解されていないため、これを発症した患者さんのほとんどが何年経っても治らない、または要介護などに移行してしまうなどの不利益を被っているという実態があるのです。**（→詳細は「40歳からの外反母趾は足へバーデンだった！」P69参照）

## 巻き爪になる人とならない人との差

足の爪が丸く委縮し皮膚に食い込み悪化すると、炎症を起こしてしまいます。若い人の巻き爪は「浮き指」が原因です。親指を浮かせた状態での歩行は、爪に重力の負担がかからないため、爪の機能的な役割が起こらず爪が委縮・退化した結果なのです。

その証拠のひとつとして、寝たきりになった場合、爪に重力の負担がかからない状態が一～二年続くと、そのほとんどに巻き爪が見られます。

日常の歩行でも親指や足指全体を浮かせて歩く「浮き指」の人は爪に重力の負担が加わらないため、巻き爪になりやすいのです。ここまでが一般的な巻き爪ですが、もうひとつ「足ヘバーデン」の人に多く見られる巻き爪があります。

「足ヘバーデン」は指で踏ん張って歩けず、「外反母趾」と「浮き指」とが混合した「変《へん》形性《けいせい》中足《ちゅうそく》趾《し》節関節《せつかんせつ》症《しょう》」により足指が浮いて固まった状態なのです。40歳以降の巻き爪は「足ヘバーデン」が隠れた原因になっているのです。

また、「足ヘバーデン」の人に多く見られるのが、黒くなった爪です。指先が浮いた状態で固まっているため、靴の内側に爪が当たったことが原因です。

これも「仮称：足ヘバ黒爪」と呼んでいます。（→詳細は「40歳からの外反母趾は足ヘバーデンだった！」P75・P79参照）

## 足裏の分厚いタコは「ヘバタコ」

40歳以降で足裏にできた分厚いタコは「足ヘバーデン」が原因になっている場合がほとんどなので、「仮称：ヘバタコ」（以下「ヘバタコ」）と呼んでいます。分厚いタコは関節リウマチでも起こりますが、これとは区別しています。また、若い人の一般的なタコとも区別しています。なぜなら「ヘバタコ」は、足指の付け根に起こった「足ヘバーデン」による「変形性中足指節関節症」が隠れた原因になっているからなのです。

足指の付け根に関節破壊が起こると、骨棘（骨のトゲ）や過剰仮骨（余分な骨）が出てきます。歩行時、中の骨を守ろうとする防御反応で皮膚の角質が分厚く肥厚してきます。その繰り返しにより、分厚いタコ「ヘバタコ」ができるのです。

一般的にタコは「中足骨《ちゅうそっこつ》胼《べん》胝腫《ちしゅ》」と呼ばれていますが、角質層が厚くなり過ぎると歩く時、異物となり痛みを感じ治りにくくなります。

改善法は、タコを削ってからカサハラ式テーピング法で足裏のバランスを整えます。タコは一度削っただけではタコの細胞が記憶していて、すぐ再発してしまうので、この方法を繰り返すのです。半年～一年くらい続けると、タコができなくなってきます。（↓詳細は「40歳からの外反母趾は足ヘバーデンだった！」Ｐ60参照）

## 甲が出っ張って痛むは「甲ヘバーデン」

若い人の甲高は、浮き指が原因で両足に起こります。高齢者では、①ヘバーデン結節

②ＣＭ関節ヘバーデン③足ヘバーデンのある太めの女性に多く見られます。「足ヘバーデン」があると足指が浮いた状態で固まってしまうため、どうしても踏ん張り力が不足してしまいます。その分、甲部分に体重が集中し変形による骨棘（骨のトゲ）に伴う過剰仮骨が形成され、この甲が高く出っ張ってくる症状を「仮称:甲ヘバーデン」（以下「甲ヘバーデン」）と呼んでいます。「甲ヘバーデン」による甲高と痛みの原因は、身体の重心がかかとへ片寄るため、甲部分に体重が集中した結果なのです。

一般的な甲高と「甲ヘバーデン」とを区別する理由は若い人の一般的な甲高は痛みを伴うことは少ないのに対し、高齢者の「甲ヘバーデン」による甲高は激痛やしびれ感で足が着けない、痛くてうまく歩けないなどの症状で悩まされるからです。

また、足根管症候群の隠れた原因になっています。さらに、本当の原因がわからないために適切な治療（90％の固定）ができず、何年も治らないということになり、気づかないうちに不利益を患者さんに与えてしまいます。このことも大問題なのです。（↓詳細は「40歳からの外反母趾は足ヘバーデンだった！」Ｐ63参照）

## 靴をいくら変えても痛い、靴が合わないのは「ヘバーデン足」

靴をいくら変えても「痛い」「合わない」「合う靴がない」と訴える患者さんは意外と多くいます。これはヘバーデン結節が手から遠く離れた足に転移した「足ヘバーデン」か、または足から先に始まった「足ヘバーデン」が隠れた原因になっています。

私はこれを「仮称：ヘバーデン足」（以下「ヘバーデン足」）と呼んでいますが、**長年悩んでいる人は、足裏の不安定をその最上部となる首で補っているため、首にゆがみや変形が起こります。その首のゆがみや変形が自律神経を誤作動させるため精神的にイライラして、心が不安定になっているのです。**

**この人たちは足の痛みで苦しめられ、いろんな医療機関へ行ったものの納得のいかない説明やいつまで経ってもよくならないという現実に悩まされています。そして、最終手段として靴に原因を求め、それでもよくならず失望した結果だったのです。**

**これも新しい情報で、靴に関連する業界には必要不可欠ですが、まず先入観を捨てて、靴が悪いのではなく自分の足が悪いと考え、そして考え方を改めることです。**

「靴の責任半分、足の責任半分」という考え方です。

いつまで経っても痛みがよくならない、どんなに靴を変えても合わない。その原因が「ヘバーデン足」にあることを理解しなければ解決しません。（↓詳細は「40歳からの外反母趾は足ヘバーデンだった！」P72参照）

## 強剛母趾も「足へバーデン」が原因だった

強剛母指《きょうごうぼし》とは足の親指の付け根が固まって痛い、動かない、うまく歩けないという症状です。整形外科で「強剛母趾」と診断され、長年治療してきたがよくならず、数年後に私の治療院に転療してくる患者さんが多くいます。実はこの強剛母趾も「足へバーデン」が隠れた原因になっているのです。

手のへバーデン結節が遠く離れた足指の付け根にある、母指中足趾節関節に転移した変形性関節症のひとつであり、親指の付け根が拘縮し固まった状態なのです。

今まで強剛母趾は原因不明、何かの原因、あるいは軽い捻挫の繰り返しや遺伝が原因と言われてきましたが、**「足へバーデン」が隠れていた本当の原因だったのです。これも新しい発見で、その根拠は常に「へバーデン結節の有無のチェック」によって90％以上の割合で一致します**（**当院の治療統計より**）。関節リウマチや痛風でも起こりますが、これは検査で原因がわかります。一方で検査でわからない強剛母趾がほとんどなのです。どちらも骨棘（骨のトゲ）や変形により関節が固まってしまった状態なのです。（↓詳細は「40歳からの外反母趾は足へバーデンだった！」P43参照）

## 足の痛み・トラブルはこの方法ですべて解決！

どんな足の痛みも「90%の固定」で改善。その場から痛みがなくなり、普通に歩けて今日から治り始める。

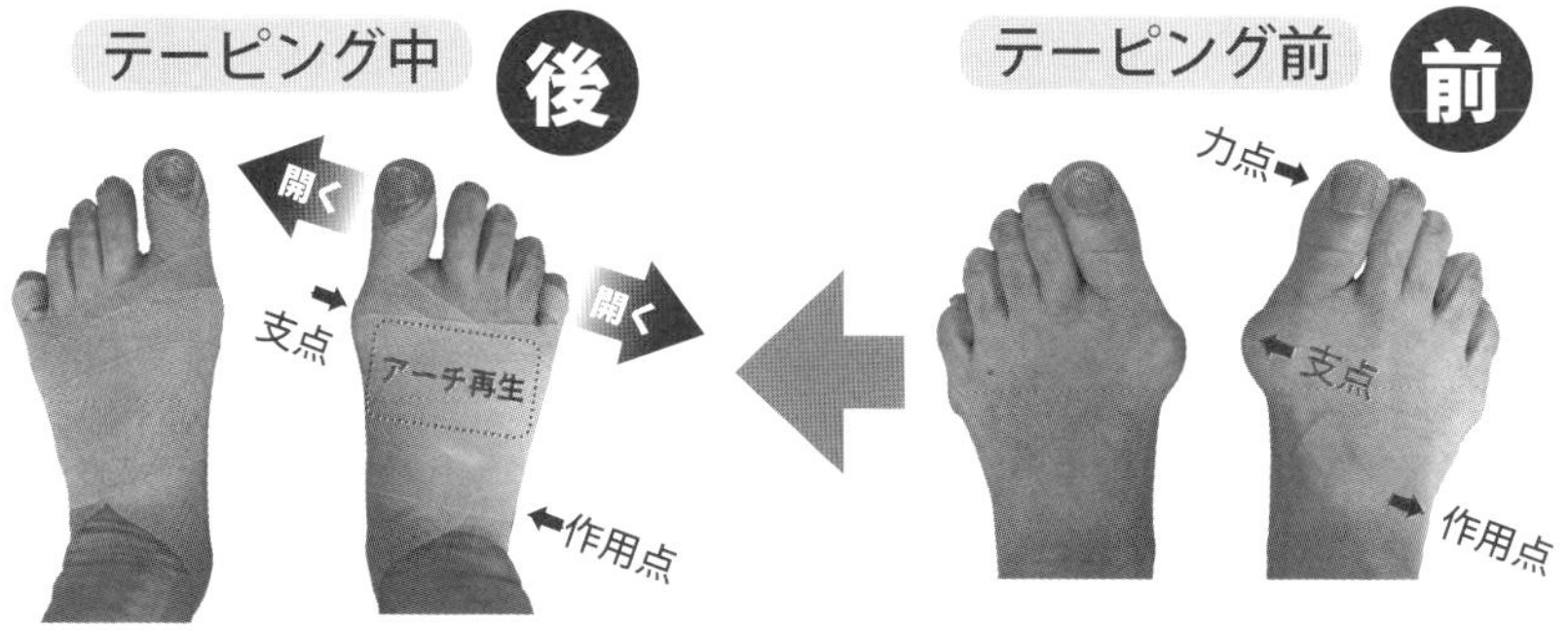


支点と作用点を押すと足裏のアーチが再生され、指が開いて踏ん張れる

踏ん張れない足は親指が力点となり押され、支点、作用点に力が逃げて足裏がゆがむ

痛みが著しい場合は「足首固定」を追加して患部に加わる負荷重を軽減させる

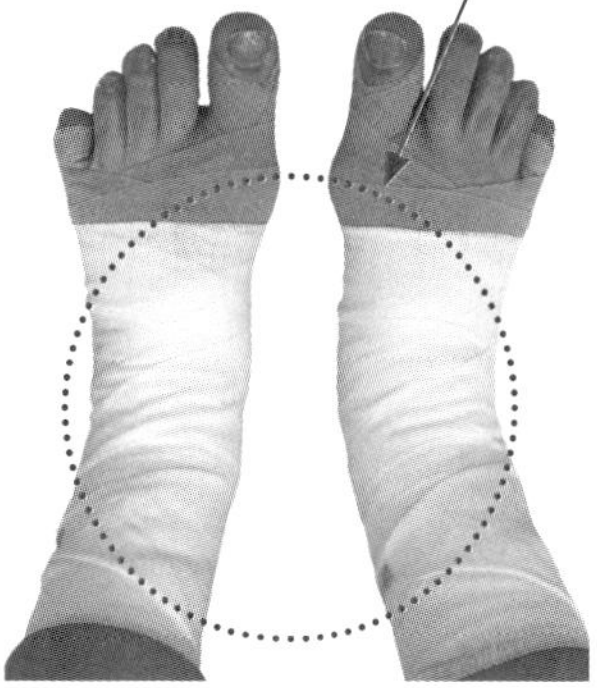

### 足バンデージ包帯を巻く

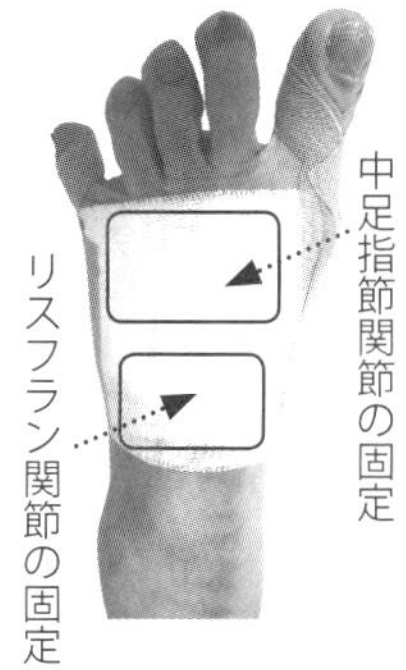


最初に、足の甲部分に伸びない綿包帯で固定してからテーピングを行う

▼

巻いたその瞬間から、痛みもなく普通に歩けて治り始める

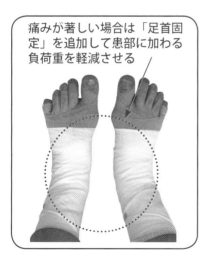

# 第5章

## 「ヘバーデン結節」が関係する
## 40歳からの全身の痛みと変形

## ヘバーデン結節が全身に起こることは知られていない

「CM関節ヘバーデン」と合併する痛みや変形が大変多く見られますが、ヘバーデン結節が全身に起こることはほとんど知られていません。そのため原因不明として、治療法もあいまいになっているのです。その結果として健康寿命を短くしています。

これが、健康寿命が長い人と短い人との「差」になっています。そして、高齢期における「快適な老後」と「そうでない老後」の「差」にもなっているのです。

この問題を解決するために求められていることは、①「重力とのバランス医療」と②「ヘバーデン結節の全身性」、そしてそれを改善する③「90％の固定学」を理解し実践することです。

古くからある伝統医療の革命として、慢性痛に対し、その原因を「重力とのバランス」で解明しています。これに加えてヘバーデン結節が足をはじめ、ひざ関節、股関節、腰部、背部、頸部、さらには肩関節などに起こる変形性関節症を〝転移〟という表現で解明しています。また、手指だけではなくバランスの悪い関節から始まるヘバーデン結節もあるのです。そして、治療法も「90％の固定」で確立しています。

私はこの問題を世界で初めて解明しているので、世界中の人に知らせたいのです。

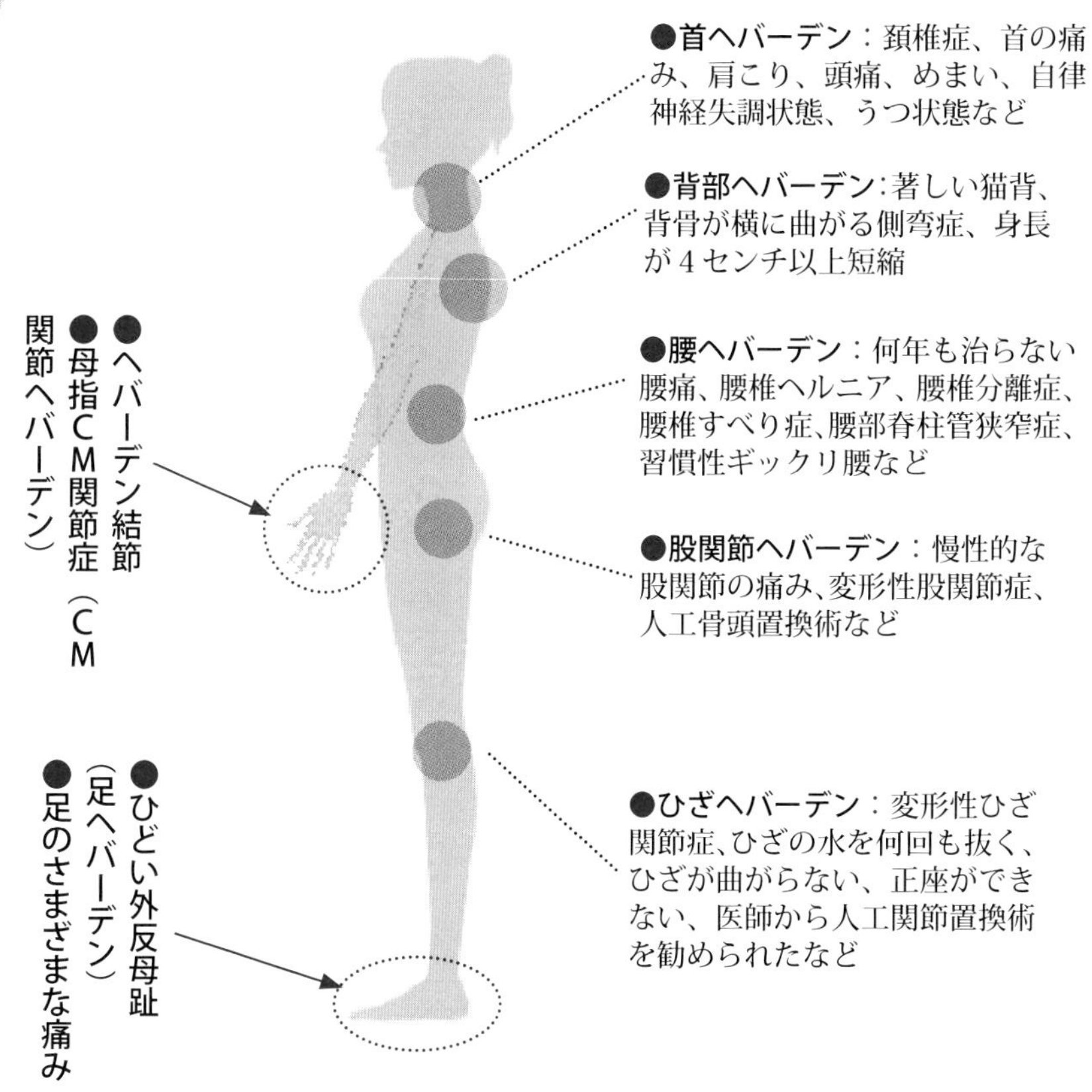
●首へバーデン：頸椎症、首の痛み、肩こり、頭痛、めまい、自律神経失調状態、うつ状態など
●背部へバーデン：著しい猫背、背骨が横に曲がる側弯症、身長が４センチ以上短縮
●腰へバーデン：何年も治らない腰痛、腰椎ヘルニア、腰椎分離症、腰椎すべり症、腰部脊柱管狭窄症、習慣性ギックリ腰など
●股関節へバーデン：慢性的な股関節の痛み、変形性股関節症、人工骨頭置換術など
●ひざへバーデン：変形性ひざ関節症、ひざの水を何回も抜く、ひざが曲がらない、正座ができない、医師から人工関節置換術を勧められたなど
●へバーデン結節
●母指ＣＭ関節症（ＣＭ関節へバーデン）
●ひどい外反母趾（足へバーデン）
●足のさまざまな痛み

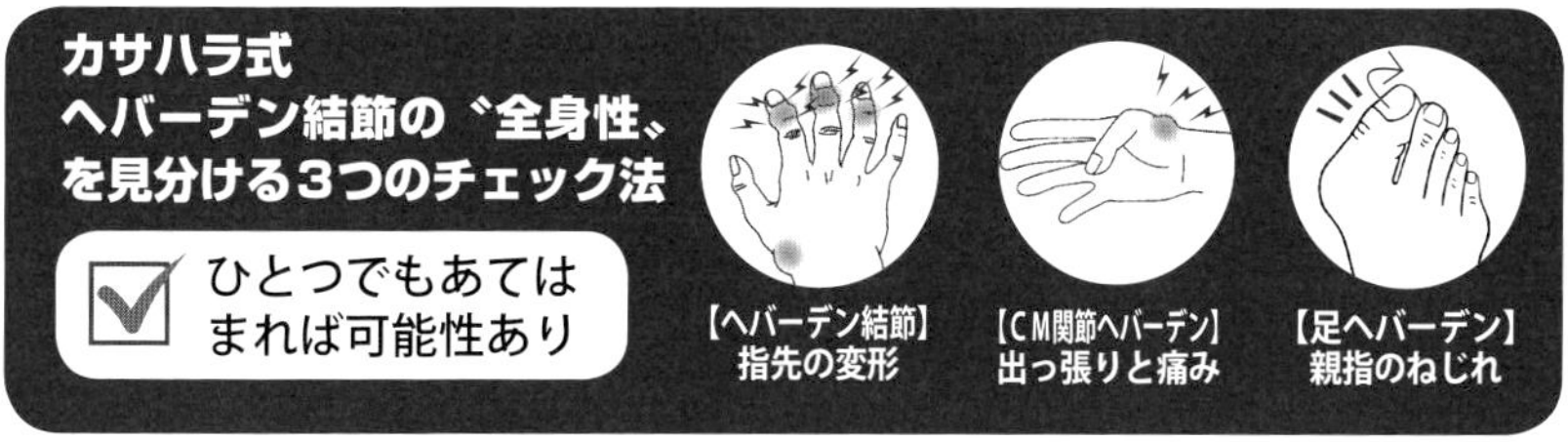
カサハラ式
へバーデン結節の〝全身性〟を見分ける３つのチェック法
ひとつでもあてはまれば可能性あり
【へバーデン結節】指先の変形
【ＣＭ関節へバーデン】出っ張りと痛み
【足へバーデン】親指のねじれ

## ひざにもヘバーデン結節は転移する

ひざの痛みで悩んでいる人が多くいます。①ひざの水を何回も抜いた②痛くて歩くのがつらい③何年も通院しているがよくならない④結局ひざが曲がらない、正座ができなくなった⑤最終的に人工関節置換術を勧められたという人たちです。

さらに、実際に手術を行ったという人は想像以上に多いのも現状です。

**これはヘバーデン結節のひざへの転移による「変形性ひざ関節症」という真実が見落とされ、未病のうちに改善できなかった結果だと考えています。**

今まで一般的な原因の説明は、①（軟骨の）すり減り②歳のせい③歩き過ぎ④老化⑤原因不明または何らかの要因としていますが、これが間違っているのです。ここにあげた原因だけではなく、真実を見落としているからです。

本当の原因は、ひざの軟骨にヘバーデン結節が転移したり、またひざから始まったヘバーデン結節が治りきらず、さらにひどい変形性ひざ関節症を起こしたことなのです。

その証拠に、**「変形性ひざ関節症」と診断されている人に「カサハラ式による〝全身性〟を見分ける三つのチェック法」（以下「カサハラ式チェック法」前頁下）を行うと、その**

**事実が証明されます。**

O脚を始め、重力とのバランスの悪い関節は、部分的に重力の負担を強く受けてしまいます。確かにこれでもすり減りが起こります。「五十肩」「四十肩」のように、ひざにも「五十ひざ」「四十ひざ」がありますが、この単純かつ一般的なすり減りだけなら、たとえ癒し的な行為であっても、また温めるだけのサポーターであっても、サプリメントであっても、半年～一年くらいで自然に治ってしまうものなのです。これらの癒し行為で治ったという人は、ちょうど自然に治る時期と重なっただけなのです。

しかし、問題なのはヘバーデン結節がある人です。

**すり減ったひざの軟骨を免疫システムが異物（外敵）として捉え過剰に攻撃した場合、ひどい「変形性ひざ関節症」を起こしてしまうと、私は長年訴え続けています。**

また、逆にすり減った軟骨がヘバーデン結節の抗体や炎症物質を呼び込んでしまうとも推測できます。これをまとめて、私は仮称として「ひざヘバーデン」と呼んでいるのです。

長年治らないひざの痛みや変形、**そしてひどい「変形性ひざ関節症（炎）」で悩んでいる人は、すでにほかの複数の関節にもヘバーデン結節の転移（全身性）が隠れた原因となって、変形性の慢性痛を合併しているはずです（これも新情報です）。**

なお「ひざヘバーデン」の改善法や保存的足健療法など詳しい治療法については「40歳

からの外反母趾は足へバーデンだった！」（自由国民社）のP119をご参照ください。

## 股関節の痛みもへバーデン結節が関係している

**股関節にもへバーデン結節が転移したり、股関節から始まるへバーデン結節が存在するなんて、誰も想像できなかったことでしょう。**

**40歳以降の女性で股関節に慢性的な痛みを感じたら、へバーデン結節が隠れた原因となる「変形性股関節症」の疑いがあります。**

「カサハラ式へバーデン結節の〝全身性〟を見分ける三つのチェック法」（P83下）を用いて自分に照らし合わせると、やはり90％以上の割合で一致するはずです。私はこれを「仮称：股関節へバーデン」（以下「股関節へバーデン」）と呼び、関節リウマチやその他の病気と区別しています。

関節リウマチや病気が原因の場合は血液検査で原因を特定できますが、「股関節へバーデン」の場合は血液検査ではわかりません。まさか、「股関節へバーデン」が隠れた原因となって痛みや変形、骨破壊、骨頭壊死《こっとうえし》、亜脱臼を起こしているとは想像できませんが、患者さんをよく観察するとチェック項目が一致する割合が常に90％以上になるのです。

「先天性股関節脱臼」があった人でも、へバーデン結節（変形性関節症（炎））が加わることで悪化・重症化し、人工骨頭などへの置換術を勧められる場合も多いようです。（↓「40歳からの外反母趾は足へバーデンだった！」P135参照）

## 治り切らない腰痛は「腰へバーデン」

40歳以降の女性で何年も腰痛に悩んでいるなら、へバーデン結節（変形性関節症）の腰部への転移が疑われます。40歳以降で治り切らない腰痛で長年悩んでいる人たちを、「カサハラ式へバーデン結節の〝全身性〟を見分ける三つのチェック法」で見ると常に90％以上の割合で一致します。

この場合を私は「仮称：腰へバーデン」（以下「腰へバーデン」）と呼び、関節リウマチやその他の病気と区別しています。

**足裏の不安定は身体の重心がかかとへ片寄り、しかも左右差と上下のアンバランス（生理的湾曲の消失）を伴います。この足裏の不安定を腰部で補い、ゆがみやズレが起こり、かかとからの過剰な衝撃波とねじれ波という介達外力を日常生活の中で繰り返したことで、一般的なギックリ腰やさまざまな腰痛、変形、疲労骨折が起こるのです。**

何年も治らない腰痛なら、**これにヘバーデン結節（変形性関節症）の転移や腰部からの発症が加わり重症化（悪化）しているのです。**

ヘバーデン結節が腰部へ転移すると腰部にも変形性関節症（炎）が起こり、「腰部脊椎《ようぶせきつい》症《しょう》」という原因のはっきりしない骨損傷（腰部脊椎症）を起こしてしまいます。その代表的な損傷が「腰椎ヘルニア」「腰椎分離症」「腰椎すべり症」「腰部脊柱管狭窄症」なのです。

同じような生活環境にもかかわらず何年も治らない腰痛、ヘルニア、分離症、すべり症、脊柱管狭窄症、習慣性ギックリ腰が起こる人と起こらない人とに分かれますが、この「差」はヘバーデン結節の有無が関係しているのです。特に、高齢期における「快適な老後」と「そうでない老後」の「差」にもなっています。

**腰が「く」の字に曲がるなど極端なケースの原因も腰へバーデンが隠れているので、この「差」をヘバーデン結節の有無からわかるのです。**（↓「40歳からの外反母趾は足ヘバーデンだった！」P141参照）

## 猫背、側弯症、身長の短縮は「背部ヘバーデン」だった

著しい猫背や背骨が横に曲がる側弯症、身長が4センチ以上縮んだという人は、ヘバー

デン結節が背骨に転移したり、また背骨から始まった変形性関節症（炎）「仮称：背部へバーデン」の怖れがあります。

**背骨に起こる「いつの間にか骨折」も「仮称：背部へバーデン」（以下「背部へバーデン」）が隠れた原因となり、気づかない間に圧迫骨折を起こしています。**

**高齢で背部や腰部が、くの字形に曲がってしまった人たちのほとんどに①へバーデン結節②CM関節へバーデン③足へバーデンのいずれか、または全部が見られ、これらの症状を起こす人と起こさない人との「差」には、へバーデン結節の有無が関係しています。**

また、小中学生の女子に多い突発性側弯症も原因不明とされていますが、私は「背部へバーデン」が関係していると推測しています。

なぜなら、**側弯症で悩んでいる子どものほとんどがひどい外反母趾「足へバーデン」を合併しているからです。子どもにもへバーデン結節は起こります。**

**この新情報を親御さんに対し、一生における足の（健康）状態は小学三年生までに決まってしまう、その足裏の不安定に比例して背骨が曲がると繰り返し訴え続け、そして「姿勢は足から改善」するものだと説明しているのです。**

詳しくは拙著「お母さん！子どもの足が危ない！」（宝島社）を参考にしてください。

**また「背部ヘバーデン」と同様に、これも新しい考えであり、とても重要なことです。**

全部の症状に言えることですが、ヘバーデン結節（変形性関節症）以外にも関節リウマチや結核性脊椎炎、脊椎カリエスによる亀背変形《きはいへんけい》、放射線脊髄障害、骨粗しょう症が合併している場合があるので、最初に医師による診断が必要です。（↓「40歳からの外反母趾は足へバーデンだった！」P146参照）

## 頸椎症も「首へバーデン」が隠れた原因に！

40歳以降の女性で、すでに頸椎症と診断され、首の痛みを始め肩こり、片頭痛、めまい、自律神経失調、うつ状態で悩んでいる人たちに対し、「カサハラ式チェック法」（P83下）を行うと、90％以上の割合で一致します。

**これを私は「仮称：首へバーデン」（以下「首へバーデン」）と呼び区別することで、医療事故を防ぐため首への強すぎる整体やカイロをしないようにと警告しています。**

進行・悪化すると上を向いた時に腕や手指にしびれや痛みを感じ、さらに悪化すると次第に指の感覚が鈍くなり、歩行や排尿障害も起きているのです。

**「首ヘバーデン」は頚椎の変形、椎間板の狭小化で、骨棘（骨のトゲ）が形成され潜在的にもろくなっていて、ここへわずかな外力（首の回転）が加わっただけで悪化したり、医療事故にもつながります。**

「首ヘバーデン」は関節リウマチや他の病気と異なりますが、すでに頚椎に変形、疲労骨折などの潜在的な損傷が蓄積されています。

初期には画像診断に異常を認められない場合が多く、またX線に異常が認められても無症状の場合も多いのです。

したがって、40歳以降の女性で首こり、肩こりを訴える患者さんに対し、必ず「カサハラ式チェック法」で確認し、安全に十分配慮してから施術する必要があります。（↓「40歳からの外反母趾は足ヘバーデンだった！」P151参照）

頚椎症は「首ヘバーデン」以外、関節リウマチやその他の病気が隠れている場合が多いので、最初に医師の判断が必要不可欠です。

緊急性がなく、しばらく様子を見ても問題がないとされる未病状態であれば、「自分の首は自分で守る、治す」という考え方でもよいと考えます。

# 第6章

# 「重力とのバランス」を整え「90%の固定」が治療の大原則

# 治療の基本は自然治癒力を最大限に発揮させること

二千五百年前の〝医学の祖〟とされるヒポクラテスは「人は自ら治す力を持っている。真の医療とは、「自己治癒力」「自然治癒力」を最大限に発揮させる環境条件を整えるだけだ」と語っています。ヘバーデン結節が原因となる母指ＣＭ関節症「仮称：ＣＭ関節ヘバーデン」の改善においても、この自己治癒力や自然治癒力を最大限に発揮させるためには患部の「環境条件」を整えることが基本で、その答えが「90％の固定」なのです。

「90％の固定」でなぜ変形まで治るのでしょうか？　それは、人間が無重力の宇宙空間で長期間過ごすと「骨量が減る」「骨が溶けてくる」ということで裏付けられます。

宇宙飛行士が地球に帰還した時、かつがれて出てくるのは、骨がもろくなっていて生命の危険があるからです。無重力の中では「重力の負担」が減り、体を支える骨の役割がなくなるので骨が委縮・退化し、骨量も減少します。

この原理を部分的に「ＣＭ関節へバーデン」の治療にも応用していくのです。

「90％の固定」をすると、変形して余分に出っ張った骨が破骨細胞の働きで自然に吸収され、すり減ったところは骨芽細胞の働きで新しい骨が造られるため、日常の生活にほとんど支障がなくなっていくのです。これが治療の原理・原則なのです。

## “医学の祖”
## ヒポクラテスの言葉

「人は自ら治す力を持っている。
真の医療とは、「自己治癒力」、「自然治癒力」を最大限に発揮させる環境条件を整えるだけだ」

**【答え】**

サラシによる
「90％の固定」
▼
重力の負担を軽減
▼
患部環境を整える
▼
自然治癒力を
最大限に発揮

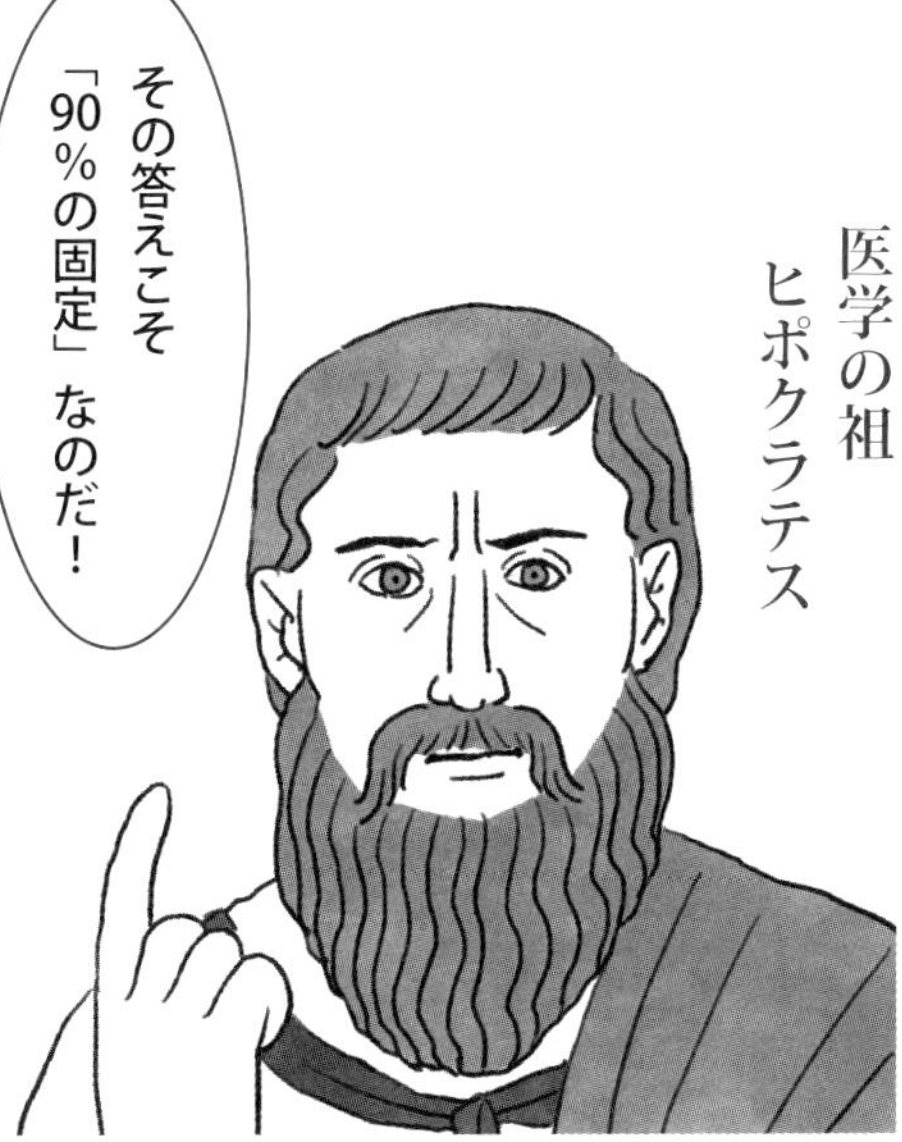
その答えこそ「90％の固定」なのだ！
医学の祖
ヒポクラテス

## 慢性痛の治療には「重力とのバランス医療」が必要不可欠

現代の医療関係者が忘れていること、盲点があります。

それは、私たちは絶対的重力の支配下にある地球、その中に住む人間もひとつの力学的構造体として捉えなければならないということです。

そして、**「重力とのバランス」を治療の基本的な原則として、これにヘバーデン結節の全身性を加え、治療法は「90％の固定」ということになるのです。わかりやすくまとめると、次の三項目になります。**

**①重力とのアンバランスが原因となる一般的な「変形性関節症（炎）」と**

**②ヘバーデン結節が隠れた原因となる「変形性関節症（炎）」があることを十分理解したうえで**

**③重力の負担（負荷重）を軽減する「90％の固定」を中心に治療をする**

この「重力とのバランス医療」の学問が不足しているため、慢性痛を起こす人と起こさない人との「差」がわからないでいるのです。患部を「重力とのアンバランス」で判断し、バランスの悪い関節にヘバーデン結節の〝転移〟を加えることで、その損傷度を判断していくのです。最初にこの診断法が必要なのです。

これに気づいていないため、「90％の固定」に結びつかず治癒率が極めて低くなり、「治りが悪い」「慢性化や悪化」「治らない」という患者さんが増え続け、知らず知らずのうちに不利益を被っているのです。

私たちの住んでいる地球は重力によって成り立ち、その上に生活する人間も重力とのバランスを効率的に保つことによって生かされていて、健康は重力の強弱によって決まるということを理解してください。つまり、「重力とのバランス」とは地球の構造「自然界5次元構造の法則」（⬇P98参照）を人間に当てはめた医療なのです。

**もともと人間は重力とのバランスを整えると、自然に治るように造られているのです。**

**しかし、その「重力とのバランス」とは何かを明確に答えられる人は極めて少なく、ほとんどの人が知らなかった、または気づかなかったため、原因不明の痛みや変形に関する治療が一定の水準で止まり、限界に達しているのです。**

「重力とのバランス」を大きく分類すると次の三つであり、また「自然治癒力の三原則」を裏付けとした**「足健療法《あしけんりょうほう》」**の基礎理論なのです。

## 重力のバランスとは

| | | | |
|---|---|---|---|
| 自然界5次元構造の法則 | 1次元構造 | 縦 × | ①構造医学<br>（構造学的バランス） |
| | 2次元構造 | 横 × | |
| | 3次元構造 | 高さ × | |
| | 4次元構造 | 時間 × | ②過労医学<br>（時間学的バランス） |
| | 5次元構造 | 環境 × | ③環境医学<br>（環境学的バランス） |

## 自然治癒力の3原則

| | | |
|---|---|---|
| 1次元構造 | 縦 ×（前・後） | ①足裏から患部および全身を重力とのバランスで整え、自然治癒力を発揮させる |
| 2次元構造 | 横 ×（左・右） | |
| 3次元構造 | 高さ ×（上下） | |
| 4次元構造 | 時間 ×（衝撃・ねじれ） | ②足裏の免震処置と血行促進のバランスを整え、自然治癒力を発揮させる |
| 5次元構造 | 環境 ×（患部環境） | ③肉体と精神に及ぼす環境条件のバランスを整え、自然治癒力を発揮させる |

「重力とのバランス」をわかりやすく説明すると、①**「ゆがみやズレ」のある関節に、②かかとからの突き上げ「介達外力」が時間経過と共に過剰に伝わり、③日常生活の中で「反復」された結果、原因不明の変形性関節症（炎）が起こっている、これにヘバーデン結節の全身性を加えて判断していくのです。**

**これが「重力とのバランス医療」の診断法です。**

## 「固定をしない治療は治療ミス」

「CM関節へバーデン」は関節リウマチと異なりますが、**関節リウマチに近い症状が全身の関節に起こっています。しかし、これに気づかず見落とされているため治らない人、慢性化する人、悪化して人工関節などの置換術を受ける人がますます増え続け、医療費の増大においても歯止めがかからない状態なのです。**

**これも固定をしない治療法が一般化しているためなのです。これでは、現行の医療制度や社会福祉制度も破綻しかねません。**

変形性関節症（炎）がなぜ「治らないのか？」「治せないのか？」、また患者さんに「治ると言えないのか？」、その答えが「固定をしない治療」にあります。これは、**原因が関**

**節リウマチでもヘバーデン結節であっても、「固定」で改善するという「自然治癒力」の効果を知らないからなのです。また、「90％の固定」で改善したという、驚きや鳥肌が立つような感動を経験したことがないのでわからないのです。**

なぜ「90％の固定」をしないのかというと、緊急性、危険性、そして治療上のリスクが少ない損傷に対しては「90％の固定は面倒」「治らなくてもたいした問題にはならない」「患者さんも敬遠」といった潜在的なマイナスの意識が患者さんと治療する側の双方に生じるからです。これが共通の誤解を生み、誤った先入観になっているので、「90％の固定」に対して理解と治療が進まないのです。

**「足健療法」の「90％の固定」とは、重力の負担（負荷重）を約90％軽減して、自己治癒力を最大限に発揮させるための「環境条件」を整える治療法なのです。**

これにより、恒常性と共に免疫力も高まり、膠原病体質と免疫力との力関係のバランスも整ってくると推測できます。だからこそ結論として、「90％の固定をしない治療は医療ミス」と言っても過言ではないと私は考えているのです。

## 治療法は「自然治癒力」と「恒常性」にあり

したがって、手のヘバーデン結節や足に転移した「足ヘバーデン」を治療する場合、手や足だけの部分的な治療だけでは改善しません。残念ですが、それでは対症療法で終わってしまいます。

なぜなら、部分的に抑え込んだとしても約半年〜一年間くらいで他の指やバランスの悪い関節（ゆがみやズレの大きい関節）へと次々に転移して、複数の関節に変形性関節症（炎）を起こしてしまうからです。またバランスの悪い関節から始まり、同じように他の関節にも広がっていきます。

**「CM関節ヘバーデン」の治療法は、手だけを部分的（ミクロ的）に細胞レベルで治療するのではなく、全体的（トータル的）に治療することで恒常性を高め、「膠原病体質」と「免疫力」との力関係のバランスを整え、ヘバーデン結節による変形性関節症（炎）そのものを抑え込むことが必要であると考えています。**その治療法こそが、「自然治癒力の三原則」を裏付けとした「足健療法」なのです。

**全体的（トータル的）な治療法とは、足裏から患部や全身を「重力とのバランス」で整え、本来人間に備わっている自然治癒力を最大限に発揮させ、恒常性を高める方法です。**（詳しくは「40歳からの外反母趾は足ヘバーデンだった！」P189を参照）

「恒常性」とはあらゆる環境や状況下でも一定の生命活動を保つために働く力で、「自然治癒力の三原則」を用いた「足健療法」を行うことによって、高いレベルで発揮させることができます。

さらに恒常性は運動器系、内分泌系、神経系、精神系、免疫系などが互いに影響しあい、結びつくことによって健康体を守り、安全に導いているものと考えています。

## 真の医療とは「自然治癒力を十分に発揮させる」こと

私が長年の治療家人生の中で、つらかった時もブレずに常に希望を持つと共に初心に戻り、軌道修正してくれた、次のような言葉があり、他の著書でも何回も掲載しています。

**「医術者であると同時に哲学者であれ」**
**「哲学の中に医術を、医術の中に哲学を練りこまなければならない」**

つまり医学と哲学は同じものであると、ヒポクラテスは説いているのです。

ヒポクラテスとは「医学の父」と呼ばれた、古代ギリシャ時代、約二千五百年前の医師であり、哲学者です。

さらに本章の始まりにあるように、ヒポクラテスの言葉の中で希望と共に初心に戻してくれる言葉があります。それは、「人間は自ら治す力を持っている。真の医療とは、自然治癒力を十分発揮させることであり、医術者はこの自然治癒力が十分発揮される条件を整えるだけである」という有名な言葉です。医療を志した者ならだれでも聞いたことがあり、これこそが「自然治癒力の三原則」なのです。

## 慢性痛を改善する「8方向の診断法」を啓示と共に発見

**最初から地球上で暮らしている我々人間は重力のことを当たり前のように捉えてしまい、「重力の威力、そのすごさ」を忘れ、健康、医療、未病医学（未病学）・予防医学に用いてこなかったのです。これが伝統医療の盲点であり、落ち度なのです。時代の変化に適応し、新たな発想で伝統医療の革命を図ることが健康においても必要です。**

ケガや骨折など新鮮な損傷に対する診断法はすでに確立されていて、素晴らしい治療効果を上げています。

しかし、慢性痛に対する有効な診断法はなく、「加齢」や「(軟骨の）すり減り」など原因をごまかしてきたため、慢性痛に長年悩んでいる人が多いのです。「重力とのバランス医療」では慢性痛に対する診断法を「8方向の診断法」で、すでに発見しているのです。

## 「8方向の診断」で未病の見える化

**8通りのアンバランス**

**自然界5次元構造の法則**

| | | | |
|---|---|---|---|
| 縦× | 1 | 前のアンバランス | 構造医学 |
| | 2 | 後のアンバランス | |
| 横× | 3 | 左のアンバランス | |
| | 4 | 右のアンバランス | |
| 高さ× | 5 | 上下のアンバランス | |
| 時間× | 6 | 衝撃のアンバランス | 過労医学（時間医学） |
| | 7 | ねじれのアンバランス | |
| 環境× | 8 | 患部環境のアンバランス | 環境医学 |

**8方向の診断（治療家の役割）**

**「10方向の診断」が医学の基礎**

重力

| | | | |
|---|---|---|---|
| 生まれつき・遺伝的要因 | 9 | 先天的アンバランス | ①遺伝医学 |
| 一次元構造（縦）× | 1 | 前のアンバランス | ②構造医学 |
| | 2 | 後ろのアンバランス | |
| 二次元構造（横）× | 3 | 左のアンバランス | |
| | 4 | 右のアンバランス | |
| 三次元構造（高さ）× | 5 | 上下のアンバランス | |
| 四次元構造（時間）× | 6 | 衝撃のアンバランス | ③過労医学 |
| | 7 | ねじれのアンバランス | |
| 五次元構造（環境）× | 8 | 患部環境のアンバランス | ④環境医学 |
| 事故・ケガ・病的要因 | 10 | 後天的アンバランス | ⑤臨床医学 |

（1〜8：自然界5次元構造の法則）

8方向の診断

**10方向の診断**（医師の役割）

ニュートンは重力(万有引力)を発見しました。私はその重力の中を細かく分けると「8通りのバランス」があることを啓示で知らされ、発見しました。

「自然界5次元構造の法則」を重力とのバランスで解明していくと、慢性痛は「8方向の診断」で隠れていた本当の原因を力学的に解明できます。

これに「ヘバーデン結節の全身性」を加えます。

「8方向の診断」は伝統医療、治療家の学問的裏付けになり、原因のはっきりしない痛みや不調を解明する方法を「8方向の診断」と呼んでいます。

それに対し、原因をはっきり特定できる二つのアンバランスとなる「先天的アンバランス」と「後天的アンバランス」を加えた診断法を「10方向の診断」と呼んでいるのです。

**◎先天的アンバランスとは遺伝的、生まれつきのアンバランスと捉える**

**◎後天的アンバランスとは事故・ケガ・病気によるアンバランスと捉える**

これらは、「8方向の診断」をする前提となる重要な知識です。

「10方向の診断」は、主に医師や一部、柔整理論の基礎的な知識です。伝統医療の革命で未病のうちに改善し、百歳まで健康寿命を伸ばし生きる道が拓けてくるのです。

## おわりに……ヘバーデン結節は世界共通、万人の問題

接骨院を開業して50年が経過。振り返ると接骨院にもヘバーデン結節が隠れた原因となる痛みや進行した変形性関節症で転療してくる患者さんがかなり多く含まれていました。このような患者さんはすでに複数の医療機関で長年治療を受けたにもかかわらず、治らなかった人たちです。これまでの原因の説明や治療法に疑問や矛盾を感じていると訴えます。

ヘバーデン結節が隠れた原因となる慢性痛は世界共通で見られるのですが、この関係性がまだ一般的に知られていないのです。

失礼な表現ですが、「ヘバーデン結節がある人は損な人」だと思います。ですから、損をしないようにしなければなりません。早期である未病のうちに改善することが重要なのです。そのために、ヘバーデン結節の知識が必要だと多くの著書で繰り返し訴え続けているのです。

私は「CM関節ヘバーデン」や「足ヘバーデン」と呼び、各関節に仮称やオリジナルな表現をすることによって区別しています。わかりやすく説明することで、誰もが不利益を被らないようにしているのです。また、全身性をわかりやすく伝える手段として、不適切と十分承知しながらも「転移」や「転移仮説」と表現しています。このほうが疑問や矛盾に答えやすいので、やむなく使用しているのです。

**急激な時代の変化、それに伴う社会の変換期。その中で「重力とのバランス医療」を基礎とし**

**た新たな価値創造や伝統医療の革命が必要だと考えています。**

情報過多の中で自分の症状と一致したり、なるほどと思うような感覚があったらそれを見過ごしたり、先送りにしてしまうのではなく、自分なりに「90％の固定」法を実践してみることです。「自分の体は自分で守る」。この考え方は世界共通で万人に役立ち、実践と共に喜びを感じられ、しかも持続性のある健康法「未病学」なのです。何より万人が不利益を被らないことを第一優先した表現や行動だと理解していただきたいのです。

今までと異なる角度「母指ＣＭ関節症」からヘバーデン結節の全身性について出版できたことに安堵《あんど》しつつ今回も励まし、協力、監修してくださった左記の医師の先生方、またそのスタッフの方々、さらには伝統医療の関係者に心よりお礼を申し上げます。

私は出版する度毎に日本に研究の自由・表現の自由があることに幸せを感じ、そして柔道整復師であっても社会に、世界にお役に立てることがある、これに無類の喜びを噛《か》みしめています。

著者記す

医療法人 徳志会 あさひクリニック・一般社団法人 過労性構造体医学研究会（Ｇバランス医療）会長　医学博士 三浦一秀 先生

ＩＭＣクリニック院長・一般社団法人 過労性構造体医学研究会 理事　医学博士 村上浩 先生

医療法人和楽会 にこにこ整形外科医院 理事長・一般社団法人 過労性構造体医学研究会　理事・沖縄県会長　伊志嶺恒洋 先生

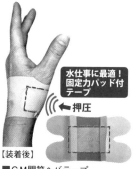

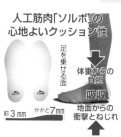

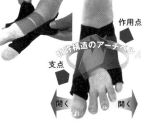

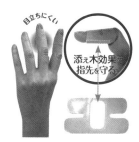

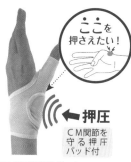

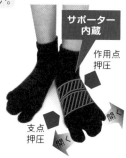

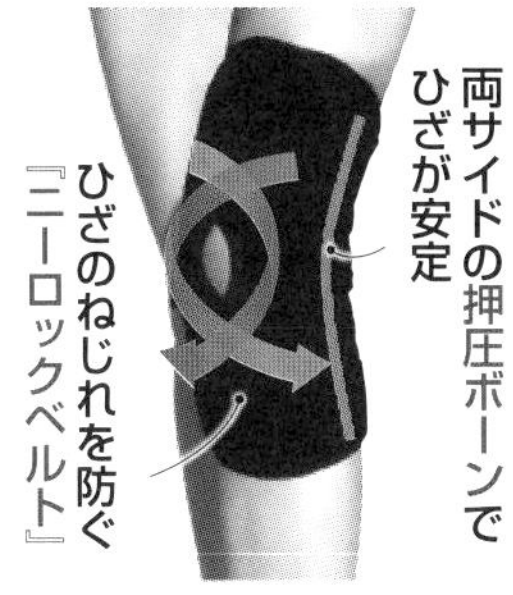


■ニーロック『固定力』ひざへバサポーター（左右兼用 / 片足入り）(AKD-005)
ひざの痛みや O 脚に。ひざを補強ベルトで左右両側から強力に固定、ひざが軽くなる装着感。ひざへの過剰な衝撃とねじれを防いでひざを守る。つらいひざの痛みにはサラシとの併用を。オープンタイプで着脱も簡単。カラー：ブラック【日本製】

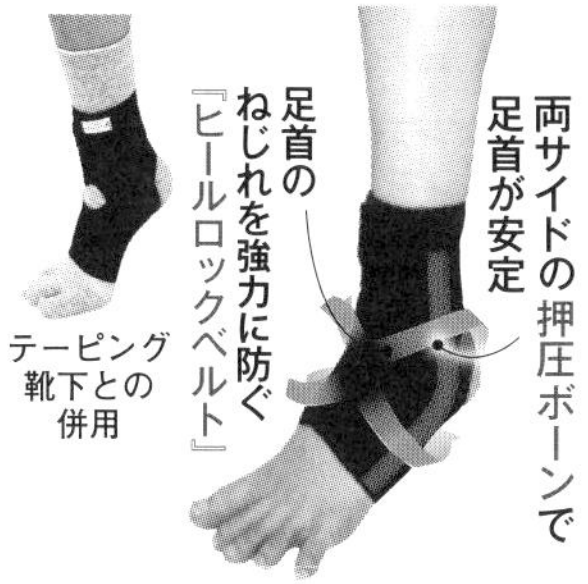


■ヒールロック足首サポーター（左右兼用 / 片足入り）(AKK-004)
足首のゆるみや痛みに。足首を補強ベルトで左右から強力にロックして足首のねじれを防ぐ。さらに３本指テーピング靴下との併用がおすすめ。足指を踏ん張った正しい歩行を促し、足首への負担を防ぐ。スニーカーが履けるタイプ。
カラー：ブラック【日本製】

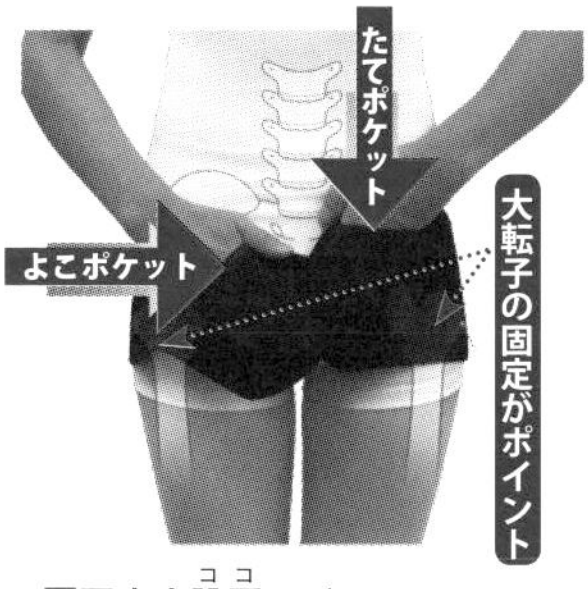


■固定力股腰《ココ》へバベルト 17 (AKE-007)
腰痛・股関節の痛みや骨盤の歪み、姿勢矯正に。両サイドに手を入れる「らくらくポケット付き」。指先に力が入らない方でも簡単に股関節と骨盤・腰椎を強力固定。すべり止め機能付き。一度使ったら手放せないほど体が楽。股関節を支えて歩くことで、お尻と太ももの引き締めにも。カラー：ブラック【日本製】

■商品価格は下記 HP でご確認ください。

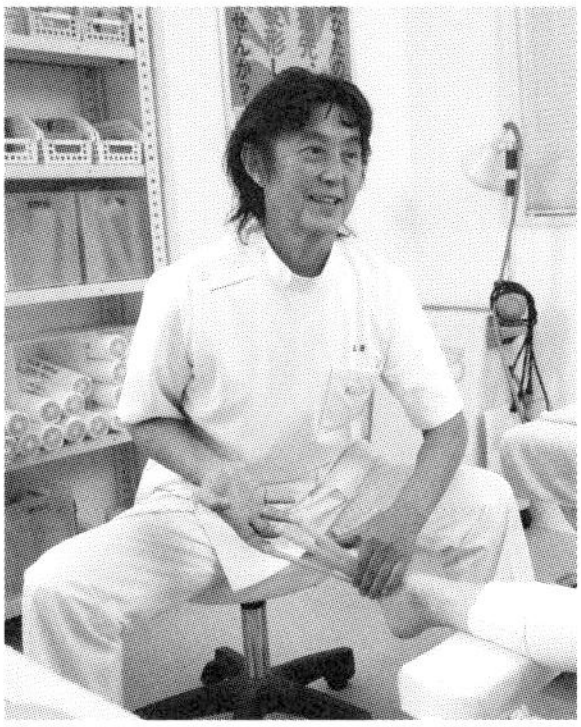

「手と足のトラブル専門」。手、足、ひざ、股関節、腰、首などの不調に対し、足裏から全身を重力とのバランスで整え、トータル的にみた施術を行っています。何回も通うのではなく、１回の来院で自宅で改善する方法の指導をふまえ、足から未病のうちに改善することを目指しています。

**院長・笠原 巖（かさはら いわお）**
外反母趾・浮き指・ヘバーデン結節研究家
柔道整復師
【プロフィールサイト】
https://www.ashiuratengoku.co.jp

**【著者紹介】**

**笠原 巖（かさはら いわお）**

外反母趾・浮き指・ヘバーデン結節研究家、笠原接骨院（あしけん整体）院長、過労性構造体医学（Ｇバランス医療）創始者。

これまでの50年に及び初検だけで12万人以上の足をみる。外反母趾・浮き指・扁平足、「仮称：足ヘバーデン」などの不安定な足が引き起こす、足の痛み、ひざ痛、股関節痛、腰痛、肩こり、首こり、自律神経失調状態、うつ状態などに対し、重力とのバランスで力学的に解明し、"足から未病"を改善。その普及を目指し、全国で多くの講演やスクールを行っている。テレビ・新聞などのマスコミでも活躍中。著書は『過労性構造体医学』(医道の日本社)、『40歳からの外反母趾は「足ヘバーデン」だった！』、『50歳からの脊柱管狭窄症は「90％の固定」で治る！』、『そのヘバーデン結節、足やひざにも起きていませんか？』、『あなたの指先、変形していませんか？』、『自分で治す！外反母趾』(共に自由国民社)、『肩こり・腰痛は足の「浮き指」が原因だった！』、『O脚は治る！』、『ひざの痛みはサラシ一本で98％治る！』(共にさくら舎)、『首こり・肩こりを一発解消！首らくらくサポーター』など「首らくらく」シリーズ、『お母さん！子どもの足が危ない！』（共に宝島社)、『熟睡できて首こり・肩こりも解消！安眠ウエーブ枕 極上』（講談社）をはじめ累計で215万部を突破。

カサハラページ公式サイト　https://www.ashiuratengoku.co.jp/

Special Thanks
本文イラスト：清原修志・ayana・KEIGO
本文デザイン＆ＤＴＰ組版：立花リヒト
編集協力：安西信子（足裏バランス研究所）・矢野政人・中島美加
企画・プロデュース：アイブックコミュニケーションズ

母指CM関節症のことがよくわかる本
**あなたの親指《おやゆび》、付《つ》け根《ね》が出《で》っ張《ぱ》って痛《いた》みませんか？**
2023年（令和５年）12月19日　初版第１刷発行

著　者　笠原 巖
発行者　石井 悟
発行所　株式会社自由国民社
　　　　東京都豊島区高田３-10-11　〒171-0033　電話03-6233-0781（代表）
造　本　ＪＫ
印刷所　新灯印刷株式会社
製本所　新風製本株式会社